U0248623

氯硝柳胺及其应用

主编 戴建荣

科学出版社

北京

内 容 简 介

本书主要围绕氯硝柳胺的发展简史、化学结构、主要理化性质、化学合成方法、含量测定技术、应用剂型、环境行为、毒性、在控制血吸虫宿主螺中的应用、在控制血吸虫病中的作用及其他应用等多方面进行系统介绍，旨在为我国血吸虫病防治工作提供技术指导。

本书可为氯硝柳胺生产相关领域的企业，疾病防控、临床医疗、教学科研人员及广大医药院校师生等提供参考。

图书在版编目（CIP）数据

氯硝柳胺及其应用 / 戴建荣主编. —北京：科学出版社，2022.5
ISBN 978-7-03-072260-7

Ⅰ. ①氯… Ⅱ. ①戴… Ⅲ. ①氯硝柳胺-研究 Ⅳ. ①R978.63

中国版本图书馆 CIP 数据核字（2022）第 080853 号

责任编辑：马晓伟 路 倩／责任校对：张小霞
责任印制：徐晓晨／封面设计：吴朝洪

科学出版社 出版
北京东黄城根北街 16 号
邮政编码：100717
http://www.sciencep.com

北京虎彩文化传播有限公司 印刷
科学出版社发行 各地新华书店经销
*
2022 年 5 月第 一 版 开本：720×1000 1/16
2022 年 5 月第一次印刷 印张：8 3/4
字数：165 000

定价：80.00 元
（如有印装质量问题，我社负责调换）

《氯硝柳胺及其应用》

编 写 人 员

主　　编　戴建荣

副 主 编　陈　羽　　邢云天

编　　者　（按姓氏笔画排序）

　　　　　王　淼　沈阳药科大学

　　　　　邢云天　江苏省血吸虫病防治研究所

　　　　　曲国立　江苏省血吸虫病防治研究所

　　　　　陈　羽　沈阳药科大学

　　　　　戴建荣　江苏省血吸虫病防治研究所

前 言

血吸虫病是一种严重危害我国人民身体健康和生命安全的重大传染性疾病。20世纪50年代，我国曾有血吸虫病患者1160万人，分布于南方12个省（自治区、直辖市）。经过多年的努力，目前我国血吸虫病防治取得了举世瞩目的成绩，但血吸虫病的传播与流行因素依然存在，成为导致血吸虫病疫情反复或再流行的潜在威胁因素。

钉螺是血吸虫的唯一中间宿主，杀灭钉螺是预防和控制血吸虫病流行、巩固血吸虫病防治成果的重要举措之一。氯硝柳胺是目前世界卫生组织唯一推荐使用的杀螺药物。自1992年世界银行贷款中国血吸虫病控制项目实施以来，我国一直使用氯硝柳胺进行现场灭螺，每年使用量在3200吨以上，氯硝柳胺在我国血吸虫病防治中发挥着不可替代的作用。

本书编者在前期收集了大量氯硝柳胺相关书籍和文献资料的基础上，经过系统地梳理、整理和编排，从发展简史、化学结构、主要理化性质、化学合成方法、含量测定技术、应用剂型、环境行为、毒性、在控制血吸虫宿主钉螺中的应用、在控制血吸虫病中的作用及其他应用等多个角度对氯硝柳胺进行了全面系统的介绍，衷心希望本书的出版能够为氯硝柳胺相关领域的生产企业和疾病防控、临床医疗、教学科研人员及广大医药院校师生提供参考。

江苏省血吸虫病防治研究所戴建荣研究员编写了本书第一章和第五章，邢云天副研究员编写第二章，曲国立副研究员编写第三章；沈阳药科大学陈羽老师编写第四章、第六章、第七章（第一节和第二节），王淼老师编写第七章（第三节）。最后，全书由戴建荣和陈羽负责统稿。

感谢江苏省血吸虫病防治研究所各级领导对本书出版的热情帮助和大力支持。同时，感谢江苏省血吸虫病防治研究所梁幼生研究员、沈阳药科大学吴成军老师和毕嘉益老师、锦州医科大学蔡东老师、浙江农林大学林定老师在本书编写过程中提供的无私帮助。

因编者学术水平及编写能力有限，不足之处在所难免，热切希望广大同行和读者在使用过程中提出宝贵意见或建议。

戴建荣

2021 年 11 月 30 日

目 录

第一章

氯硝柳胺的结构、性质、合成方法及测定技术

氯硝柳胺（niclosamide），别名灭绦灵、杀螺胺、育生米、血防-67，英文名Atenase、Yomesan等，因具有高效、低毒、对环境污染少等优点，是目前国内唯一现场使用的化学杀螺药物，也是世界卫生组织（World Health Organization，WHO）唯一推荐使用的杀螺药物。本章主要介绍氯硝柳胺的发展简史、化学结构、主要理化性质、化学合成方法及含量测定技术等内容。

第一节 发 展 简 史

氯硝柳胺对哺乳动物毒性低，是世界公认的最安全的杀螺剂，是 WHO 唯一推荐使用的杀螺药，也是目前我国唯一现场使用的杀螺药物。1959 年，Gönnert 及 Schranfstatler 在第六届国际热带医学与疟疾大会上首先报告了氯硝柳胺具有良好的室内、室外杀螺作用，德国拜耳公司（Bayer）最先研制并生产出氯硝柳胺的制剂（拜耳-73，Bayer-73）。研究发现，0.2 mg/L 氯硝柳胺就能达到 1.0 mg/L 五氯酚钠的杀螺效果。但由于氯硝柳胺难溶于水，且价格较高，现场使用受到极大的限制。为了解决溶解问题，研究者将氯硝柳胺制成氯硝柳胺乙醇胺盐（贝螺杀，Bayluscide），虽然其在水中的溶解度在一定程度上得到了改善，但仍不能满足现场使用的要求。

我国于 1960 年在实验室合成出氯硝柳胺，并制成了 50% 糊剂（血防-67），但糊剂在储存中易结块，难以现场使用。直至 1992 年世界银行贷款中国血吸虫病控制项目，将氯硝柳胺确定为唯一可用的化学杀螺剂，并在国内成功研制出 50% 氯硝柳胺乙醇胺盐可湿性粉剂，才推动了氯硝柳胺在我国的应用。通过数年的使用发现，该剂型仍存在一定的缺陷，如在使用过程中需要不断搅拌才能充分分散，

易结成团块堵塞喷药器具，储存后结块更明显，悬浮率下降，药物分散不均，导致杀螺效果下降。故又将其研制成悬浮剂，以解决分散和悬浮的问题。这是一种技术和思维上的突破，开创了氯硝柳胺各种应用剂型研究。随后又创制出氯硝柳胺的干粉剂和颗粒剂，以便在缺水环境中使用。

第二节　化学结构及主要理化性质

一、化学结构

氯硝柳胺，化学名为 4′-硝基-2′, 5-二氯水杨酰苯胺，分子式为 $C_{13}H_8Cl_2N_2O_4$，CAS 号为 50-65-7，其化学结构见图 1-1。

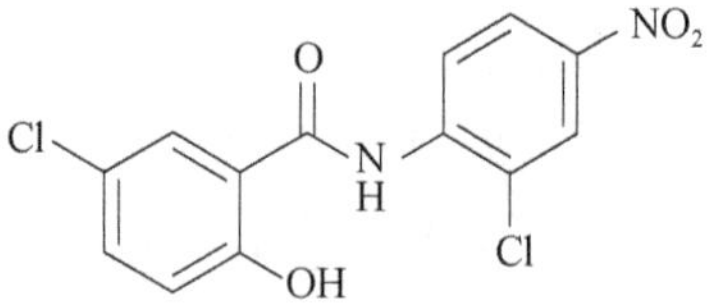

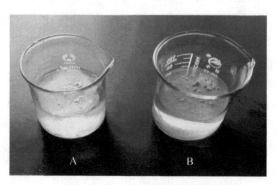

图 1-1　氯硝柳胺的化学结构

二、主要理化性质

氯硝柳胺常温下为一种黄白色粉末或结晶性粉末，无臭、无味，分子量为 327.1，熔点 228~232℃，最大紫外吸收波长 333 nm。氯硝柳胺可溶于二甲基亚砜、丙酮，略溶于乙醇，微溶于氯仿、乙醚，难溶于水（pH 6.4，溶解度为 1.6 mg/L，图 1-2），但可溶于热的乙醇、环己酮和氢氧化钠（NaOH）。

图 1-2　氯硝柳胺（A）和氯硝柳胺乙醇胺盐（B）

第三节　化学合成方法

一、经典合成方法

氯硝柳胺一般是采用美国专利 US3079297（1963 年）及 US3147300（1964 年）的经典合成方法进行制备。其中，专利 US3079297 使用的催化剂为三氯化磷（PCl_3），而专利 US3147300 使用的催化剂为三氯氧化磷。

以专利 US3079297 为例，氯硝柳胺的经典合成路线如下：

取干燥的邻氯对硝基苯胺（17.2 g）与干燥的 5-氯水杨酸（17.2 g）于 250 ml 二甲苯中，回流条件下加入三氯化磷（5 g），继续回流反应 3 h，冷却到室温，过滤，粗品可用乙醇重结晶（图 1-3）。

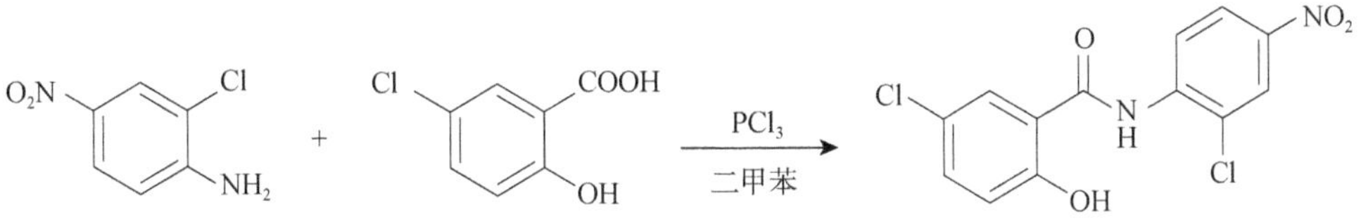

图 1-3　氯硝柳胺经典合成方法

二、其他合成方法

杨胖喜在上述两个专利的基础上，对氯硝柳胺的合成方法进行了改进（图 1-4），考虑到室温条件下 5-氯水杨酸与邻氯对硝基苯胺在二甲苯中为两相，于是设计在反应过程中引入一种相转移催化剂四丁基溴化胺，其具体的合成路线如下：

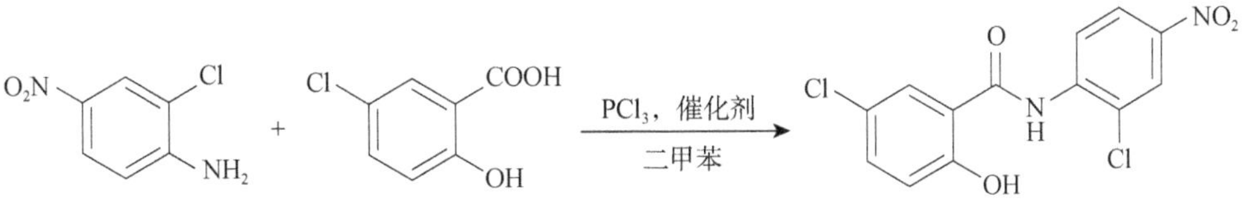

图 1-4　杨胜喜改进氯硝柳胺的合成方法

取干燥的邻氯对硝基苯胺（17.2 g）和干燥的 5-氯水杨酸（17.2 g）于 250 ml 二甲苯中，搅拌下加入四丁基溴化胺（0.17 g），在回流条件下加入三氯化磷（5 g），回流 4 h，冷却，过滤，得到氯硝柳胺粗品 25.3～26.9 g，收率为 80%～85%，纯度为 75%～85%。

Karimi 等利用邻氯对硝基苯胺、2-氯-4-溴苯酚和一氧化碳在低浓度四（三苯基膦）钯[Pd(PPh₃)₄]催化下生成偶联中间体产物，然后和双（三甲基硅基）氨基锂活化 2-氯-4-硝基苯胺反应，生成氯硝柳胺（图 1-5），其具体的合成路线如下：

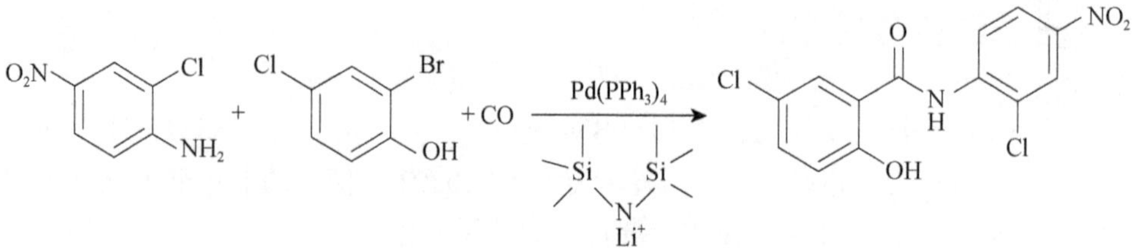

图 1-5   Karimi 改进氯硝柳胺的合成方法

在 1 ml 反应瓶中，加入四（三苯基膦）钯（2.6 μmol）、2-氯-4-溴苯酚（9.0 μmol）和无水四氢呋喃（125 μl）。在氮气保护下，将反应混合物在 70℃加热 1 min，然后将反应液在室温下保持 10～15 min。在另一个具塞 1 ml 反应瓶中先加入无水四氢呋喃（100 μl）和双（三甲基硅基）氨基锂（25.0 μmol），然后再加入 25.0 μmol 邻氯对硝基苯胺，在氮气保护下振摇并在室温下放置 10～15 min。

将第一个反应瓶中的反应混合物转移到装有胺的反应瓶中，然后注入预先装有一氧化碳的微型高压釜中。将微型高压釜在 150℃下加热 5 min。减压下将粗产物转移至预抽空的 3 ml 小瓶内。微型高压釜用 250 μl 无水四氢呋喃洗涤，收集在同一小瓶中。在 80℃条件下加热将溶剂减少至 0.1 ml，之后用氮气吹干。

第四节 含量测定技术

目前，国内外氯硝柳胺的含量测定技术主要有 5 种，分别为生物测定法、滴定分析法、分光光度法、色谱分析法和电化学分析法。

一、生物测定法

生物测定法又称生物检定法，是利用某些生物对某种物质的特殊需要或对某些物质（如抗生素、药物等）的特殊反应来定性、定量测定这些物质的方法。其选用生物体对某种物质的直接反应来测定该物质的有效性和安全性，虽然有时操作流程复杂，测定时间长，但却比其他测定方法更为灵敏和专一，是生物学、医学，特别是毒理学的重要内容和基础。

氯硝柳胺生物测定法最直接使用的靶生物是各种螺类。Gönnert 发现光滑双脐螺暴露于 70%氯硝柳胺乙醇胺盐可湿性粉剂溶液中 2 h，其耗氧量的改变与氯硝柳胺浓度呈线性关系，线性范围在 0.15～0.6 mg/L。氯硝柳胺生物测定法虽然比较直接，但需要消耗大量螺类，同时也不能准确测定氯硝柳胺的实际含量，因而该方法在使用上受到了极大的限制。

二、滴定分析法

滴定分析法又称容量分析法，是将已知准确浓度的标准溶液滴加到被测溶液中（或者将被测溶液滴加到标准溶液中），直到所滴加的标准溶液与被测物质按化学计量关系定量反应完，然后测量标准溶液消耗的体积。根据标准溶液的浓度和所消耗的体积，算出待测物质的含量。滴定分析法由于具有测定准确度高、操作简便快速、仪器简单、价格低廉等优势，在生产实践和科学研究中具有非常广泛的应用。

《中华人民共和国药典》（简称《中国药典》）（2020 年版）采用滴定分析法进行氯硝柳胺的含量测定，其具体的操作流程如下：取氯硝柳胺 0.3 g，精密称定后，用 N, N-二甲基甲酰胺 60 ml 溶解，参照电位滴定法用 0.1 mol/L 甲醇钠滴定液滴定。其中，每 1 ml 甲醇钠滴定液相当于 32.71 mg 的氯硝柳胺。

金良正等建立了一种鱼塘被氯硝柳胺污染的快速滴定鉴别方法。被氯硝柳胺污染的鱼塘水体用甲基异丁基酮提取浓缩后，加入 NaOH 将其水解为 5-氯水杨酸和 2-氯-4-硝基苯胺，然后分别用三氯化铁和偶氮色素法显色定性，可在 2 h 内鉴别污染水体中的氯硝柳胺。该方法快速简单、定性准确，不需贵重仪器和特殊试剂，适用于基层实验室应对突发性鱼塘氯硝柳胺污染的鉴别检测。

三、分光光度法

分光光度法是通过测定被测物质在特定波长处或一定波长范围内光的吸收度，对该物质进行定性、定量分析的方法。分光光度法具有灵敏度高、操作简便、检测快速等特点，是生物学实验中最常用的实验方法。目前，氯硝柳胺分光光度法测定研究多集中在对显色试剂的开发和含量测定方法的改进上。

Schoof 等将氯硝柳胺与番红精反应生成红色复合物，该红色复合物在碱性条件下易被乙酸戊酯或三氯甲烷（氯仿）所萃取，在 515 nm 处测定该萃取物的吸光度。对于 200 ml 以上的水样，这种方法的检测限为 0.2 mg/ml。在此基础上，Schoof 等又发明了用于现场检测的碳酸二乙酯萃取剂试剂盒，精密度是 10%，线性范围为 0.2～2.0 mg/ml。

稽正平等在实验室条件下，采用萃取分光光度法测定水中氯硝柳胺的含量。采用1∶9乙酸丁酯-石油醚混合溶剂萃取氯硝柳胺，再用NaOH反萃取有机相中的氯硝柳胺，采用双波长分光光度法，分别在375 nm和500 nm处测定吸光度，根据$\Delta A=A_{375}-A_{500}$计算水中的氯硝柳胺含量。在实验室条件下，氯硝柳胺的提取率达到93%，测定的线性范围为0~4 g/m³，检测限为0.0427 g/m³，表观摩尔吸光系数为1.26×10^5 L/（mol·cm）。这种方法通过萃取富集水样中的氯硝柳胺，可以明显提高检测灵敏度，相对于色谱法、电化学分析法对仪器的高精密度要求，该方法更适用于氯硝柳胺含量的现场检测。但此方法操作较烦琐，且由于酯类物质在水中有一定的溶解度，萃取效率较低。

为了探索更适合现场应用的氯硝柳胺检测方法，姜友富等在稽正平等的研究基础上，通过在氯硝柳胺水样中直接加入NaOH和含十六烷基三甲基溴化铵的氯仿溶液萃取后，用直接测定有机相吸光度值的方法测定氯硝柳胺的含量。该方法可以有效增加萃取比，进而提高氯硝柳胺含量测定的灵敏度。这种方法的线性范围为0~8 g/m³，检测限达到0.015 g/m³。之后，姜友富等又进一步开发出一种尺寸为2.5 cm×9 cm×24 cm、便携且灵敏的光度计进行氯硝柳胺浓度的现场检测。

刘榆华等建立了一种氯硝柳胺浓度的化学测定方法，将不同浓度的氯硝柳胺分别与碱性亚甲蓝溶液混合，氯仿萃取后在654 nm处测定水体中的吸光度值。研究发现，在0~10.0 mg/L浓度范围内，氯硝柳胺浓度与吸光度值呈线性关系，回归方程为$y=0.2557x+0.0953$，氯硝柳胺标准品和商品药所测定吸光度值经统计学检验，无显著性差异（$t=0.032$，$P>0.05$）。

四、色谱分析法

色谱分析法（chromatography）是利用不同物质在不同相态的选择性分配，以流动相对固定相中的混合物进行洗脱，混合物中不同物质会以不同的速度沿固定相移动，最终达到分离效果的定性、定量分析方法。

色谱分析法对科学的进步和生产的发展都有着重要作用，历史上曾有两次诺贝尔化学奖是授予色谱研究工作者的：1948年瑞典科学家Tiselins因电泳和吸附分析的研究而获奖；1952年英国的马丁（Martin）和辛格（Synge）因发展了分配色谱而获奖。目前，色谱分析法以高超的分离能力为特点，具有分离效率高、分析速度快、检测灵敏度高、样品用量少、选择性好、可多组分同时分析、易于自动化等优点，在生命科学、材料科学、环境科学等很多领域发挥着不可替代的重要作用。

1. 气相色谱法

气相色谱法（gas chromatography，GC）是一种利用气体作为流动相的色谱分离分析方法。对于一些极性化合物，如直接用气相色谱进行分析，极易出现脱尾峰，进而影响气相色谱法检测的重复性和灵敏度。因此，在进行气相色谱分析之前，常常需要对检测样品进行衍生化处理，提高样品分析的灵敏度和选择性，如Churchill 等萃取烷基化的氯硝柳胺，用带电子捕获检测器的气相色谱仪检测出静止水体中浓度为 10 μg/L 的氯硝柳胺衍生物。

虽然气相色谱是一种很好的分离手段，但其定性、定量和鉴定结构的能力较差，并且还需要多种检测器来解决不同化合物响应值的差异。而质谱（mass spectrometry，MS）对未知化合物的结构有很强的鉴别能力，定性专属性高，可提供准确的结构信息，灵敏度高、检测快速，但质谱法对不同离子化方式和质量分析技术有其局限性，且对未知化合物进行鉴定时，需要高纯度的样本，否则形成的本底对样品的质谱图会产生干扰，不利于质谱图的解析。气相色谱法由于对组分复杂的样品能够进行有效分离，可提供纯度高的样品，正好满足了质谱鉴定的要求。

气相色谱-质谱（gas chromatography-mass spectrometry，GC-MS）联用技术结合了气相色谱和质谱的优点，具有气相色谱的高分辨率和质谱的高灵敏度、强鉴别能力。气相色谱-质谱联用可同时完成待测组分的分离、鉴定和定量，被广泛应用于复杂组分的分离与鉴定。吕纪忠等借助气相色谱-质谱联用技术检测塑料袋内鱼塘水及黄色不溶物中的氯硝柳胺组分。用三甲基氯硅烷试剂对氯硝柳胺进行衍生化，之后采用气相色谱-质谱联用分析法准确测定氯硝柳胺衍生化产物。该方法前处理比较简单，得到的色谱峰峰形较好，能够满足鱼塘投毒案送检水中不溶氯硝柳胺检验鉴定的需要。

2. 高效液相色谱法

高效液相色谱法（high performance liquid chromatography，HPLC）是色谱法的一个重要分支，该方法以液体为流动相，采用高压输液系统，将具有不同极性的单一溶剂或不同比例的混合溶剂、缓冲液等流动相泵入装有固定相的色谱柱中，在柱内各成分被分离后进入检测器进行检测，从而实现对试样的分析。目前，高效液相色谱法已成为化学、医学、工业、农学、商检和法检等学科领域中重要的分离分析应用技术。

用高效液相色谱法测定氯硝柳胺的含量，多采用 C_8 或 C_{18} 色谱柱，流动相多为乙腈-磷酸二氢钾缓冲液、甲醇-水溶液或乙腈-甲酸水溶液。该方法由于具有分离效能高、分析速度快及精密准确等特点，还能同时测定氯硝柳胺有关物质 5-氯水杨酸和邻氯对硝基苯胺的含量，目前在水体、土壤和动植物组织的氯硝柳胺含量测定中应用越来越广泛。

王娇娜等采用高效液相色谱法建立了一种直接测定氯硝柳胺的方法，其使用的色谱柱为 C_8 惰性 Sil RP_8 硅胶柱，流动相为甲醇-水（70∶30）。研究发现，氯硝柳胺在 0.232～1.155 mg/L 浓度时，色谱峰面积与浓度呈良好的线性关系，r^2=0.9995，平均回收率为 99.62%，相对标准偏差为 0.127%。此方法快速、简便，可直接用于氯硝柳胺的含量测定及其有关物质的检测。

刘三侠等建立了一种测定复方氯硝柳胺片中氯硝柳胺的方法，该方法采用 Welch ultimate-RP C_{18} 色谱柱（250 mm×4.60 mm，5 μm），以甲醇-0.1%磷酸溶液为流动相。研究发现，氯硝柳胺在 5.01～35.07 μg/ml 时，峰面积（A）与浓度（C）呈良好线性关系，A=1.709×$10^5$$C$+ 1.677×$10^5$，$r^2$=0.9996。此方法可以避免药典方法专属性差和非水滴定法的固有缺点，可以用于复方氯硝柳胺片中氯硝柳胺含量的测定。

邢云天等采用固相萃取-高效液相色谱法测定鱼塘水样中氯硝柳胺的浓度。色谱柱为 Waters C_{18} 不锈钢柱，流动相为甲醇∶水=80∶20(v/v)，流速为 1.0 ml/min。经线性分析，在 0.01～2.00 mg/L 标准品浓度范围内线性关系良好，r^2=0.9999。相对标准偏差为 2.56%，样品加标回收率为 98.12%～100.06%，满足鱼塘水样测定氯硝柳胺含量的需求。

周颖等借助超声萃取-高效液相色谱法建立了一种检测土壤中氯硝柳胺含量的方法。土壤样品经甲醇超声萃取后，应用高效液相色谱法进行分离检测。研究发现，氯硝柳胺在 0～100 μg/ml 浓度时，色谱峰面积（y）与浓度（x）呈良好的线性关系，线性回归方程为 y=77.187x+85.065，r^2=0.9998。以 3 倍的信噪比（S/N）计算，方法的检测限为 0.05 mg/kg，相对标准偏差为 4.6%，样品加标回收率为 73.0%～77.4%，平均回收率为 75.1%。此方法样品前处理简单、操作快速、定量准确，是检测土壤中氯硝柳胺残留量的可行方法，而且仪器要求低，具有一定的应用推广价值。

Schreier 等采用丙酮萃取法从鲶鱼和虹鳟鱼鱼肉组织中提取氯硝柳胺，之后用 C_{18} 固相萃取柱进行浓缩，借助高效液相色谱法分别检测了鲶鱼和虹鳟鱼体内的氯硝柳胺残留，此方法的检测限分别为 0.0063 μg/g 和 0.0107 μg/g。

何明祯等对土壤样品进行了超声萃取，采用高效液相色谱法对泥敷、堆敷灭螺中氯硝柳胺在土壤中的含量和分布、随时间的变化情况及其与灭螺效果的关系进行了研究。研究发现，堆敷灭螺法因结合了环境改造，灭螺效果优于泥敷法。两种灭螺方法的氯硝柳胺在土壤中的分布不均匀，其含量随着时间的推移逐渐降

低，灭螺效果与氯硝柳胺含量有一定的正相关关系。

高效液相色谱-质谱（high performance liquid chromatography-mass spectrometry，HPLC-MS），以高效液相色谱作为分离系统，质谱为检测系统。样品在质谱部分和流动相分离，被离子化后，质谱的质量分析器将离子碎片按质量数分开，经检测器得到质谱图。HPLC-MS体现了色谱和质谱优势的互补，将色谱对复杂样品的高分离能力，与质谱高选择性、高灵敏度及能够提供分子量和结构信息的优点结合起来，在药物分析、食品分析和环境分析等许多领域得到了广泛的应用。

丁力等在国内首次报道了用HPLC-MS测定田鼠肝脏组织内氯硝柳胺含量的方法。田鼠肝脏组织经匀浆后加入甲醇提取，应用HPLC-MS检测其中的氯硝柳胺含量。研究发现，氯硝柳胺峰面积（A）与浓度（ρ）呈良好的线性关系，线性方程为$A=3\ 863\ 262+10\ 365\ 761\rho$（mg/L），$r^2=0.9952$。以$S/N$为3时的进样量作为检测限，测出检测限为50 ng/kg（0.050 μg/L），相对标准偏差为1.6%，样品加标回收率为98.3%～100.3%，平均回收率为98.8%，此方法适用于生物体内氯硝柳胺蓄积和残留量的检测。

万译文等建立了HPLC-MS测定渔业水体中氯硝柳胺残留量的分析方法。水样用0.2%乙酸酸化，用乙腈振荡提取，再用二氯甲烷溶液萃取。浓缩后采用HPLC-MS检测、外标法定量。研究发现，在0.5～100 μg/ml浓度时，峰面积与浓度线性关系良好，线性相关系数为0.9996，检测限为0.1 μg/L。样品加标回收率为95.0%～100.6%，相对标准偏差为1.9%～6.9%，符合药物残留量分析的技术要求。

五、电化学分析法

电化学分析法是将电解质溶液和浸入其中的两个电极组成电化学池，两个电极用外电路接通，在两个电极上发生氧化还原反应，电子通过连接两个电极的外电路从一个电极流到另一个电极，根据溶液的电化学性质与被测物质的化学性质或物理性质之间的关系，将被测定物质的浓度转化为一种电学参量加以测量。

电化学分析法具有仪器设备简单、易于微型化、选择性高、分析速度快、灵敏度高等优点，在医药、生物、环境、材料、化工等领域的试样分析及科学研究中具有广泛的应用。由于氯硝柳胺有可还原基团（硝基），电化学分析法也适用于氯硝柳胺的测定。

Abreu等通过氯硝柳胺在玻璃碳电极上的电化学还原，运用伏安法对氯硝柳胺进行定量分析。研究发现，玻璃碳电极上羟胺或硝基衍生物富集可以作为氯硝柳胺的间接定量方法，且峰值电流与富集浓度有良好的线性关系（r^2=0.9935），检测限可以达到 $4.5×10^{-6}$ mol/L。

　　Alemu 等用方波伏安法直接对复方氯硝柳胺片进行定量分析。在优化实验条件下，氯硝柳胺浓度为 $5×10^{-8}$~$1×10^{-6}$ mol/L 时与电位具有良好的线性关系，检测限为 $2.05×10^{-8}$ mol/L，相对标准偏差为 2.4%。这种方法具有较高的灵敏度和可重复性，不需要样品纯化，通过标准曲线可以直接、快速定量，而且不需要昂贵的设备和制剂，更加节约成本，可以用于现场测定水体中氯硝柳胺的含量。

参 考 文 献

陈朝琼, 严平, 李茂全, 等, 2007. 邻苯二甲酸酯的分析方法研究进展[J]. 成都医学院学报, 2（1）: 63-66.

丁力, 吕昌银, 冯家力, 等, 2007. 洞庭湖区田鼠肝脏组织中氯硝柳胺的液相色谱-质谱/质谱检测方法研究[J]. 中国卫生检验杂志, 31（12）: 2153-2155.

郭兴杰, 温金莲, 2012. 分析化学[M]. 第2版. 北京: 中国医药科技出版社.

国家药典委员会, 2020. 中华人民共和国药典[M]. 2020年版. 北京: 中国医药科技出版社.

何明祯, 周艺彪, 周颖, 等, 2010. 堆敷灭螺法土壤中氯硝柳胺含量动态变化及其实验室灭螺效果[J]. 复旦学报（医学版）, 37（1）: 16-19

嵇正平, 姜友富, 汪世新, 等, 2005. 萃取光度法测定水中氯硝柳胺含量的研究[J]. 中国血吸虫病防治杂志, 17（6）: 430-432.

金良正, 曹丽军, 裘淑华, 等, 2007. 鱼塘污染灭螺剂氯硝柳胺的快速化学鉴别[J]. 中国卫生检验杂志, 17（8）: 1440-1441.

李发美, 2003. 分析化学[M]. 第5版. 北京: 人民卫生出版社.

李幼子, 戴建荣, 2010. 氯硝柳胺测定方法研究进展[J]. 中国血吸虫病防治杂志, 22（6）: 630-633.

刘三侠, 姜波, 吴俊伟, 2013. 复方氯硝柳胺片HPLC含量检测方法的建立[J]. 药物分析杂志, 33（2）: 317-321.

刘榆华, 罗秉荣, 王尚位, 等, 2004. 用化学检测法测定氯硝柳胺含量[J]. 大理学院学报, 3（5）: 48-49.

吕纪忠, 张银华, 陈祥国, 2009. 氯硝柳胺的衍生化气质联用分析[J]. 刑事技术, （6）: 59-60.

万译文, 黄向荣, 李小玲, 等, 2015. 高效液相色谱-质谱/质谱联用法检测渔业水体中氯硝柳胺[J]. 分析试验室, 34（1）: 53-56.

王爱华, 杨俊柱, 2006. 氯硝柳胺原药的反相高效液相色谱测定[J]. 中国石油和化工标准与质量, 26（5）: 39-41.

王娇娜, 龙海, 肖同, 等, 2006. HPLC测定氯硝柳胺的含量[J]. 华西药学杂志, 21（4）: 401-402.

邢云天, 戴建荣, 2010. 杀螺药物氯硝柳胺研究进展[J]. 中国血吸虫病防治杂志, 22（5）: 504-508.

邢云天, 戴洋, 李幼子, 等, 2012. 氯硝柳胺展膜油剂水面分布及杀尾蚴效果观察[J]. 中国血吸虫病防治杂志, 24（4）: 410-414.

邢云天, 李幼子, 李洪军, 等, 2011. 氯硝柳胺水样保存条件的研究[J]. 中国血吸虫病防治杂志, 23（2）: 133-137.

周颖, 周艺彪, 何明祯, 等, 2009. 超声萃取-高效液相色谱测定土壤中的氯硝柳胺[J]. 中国血吸虫病防治杂志, 21（1）: 35-38.

Abreu FC, Goulart MO, Brett AM, 2002. Detection of the damage caused to DNA by niclosamide using an electrochemical DNA-biosensor[J]. Biosens Bioelectron, 17（11-12）: 913-919.

Alemu H, Wagana P, Tseki PF, 2002. Voltammetric determination of niclosamide at a glassy carbon electrode[J]. Analyst, 127（1）: 129-134.

Andrews P, Thyssen J, Lorke D, 1982. The biology and toxicology of molluscicides, bayluscide[J]. Pharmacol Ther,

19（2）：245-295.

Churchill FC，Ku DN，1980. Extractive alkylation of 5，2'-dichloro-4'-nitro-salicylanilide（niclosamide）for gas-liquid chromatographic analysis[J]. J Chromatogr，189（3）：375-388.

Emara LH，1993. Rapid and accurate method for determination of niclosamide released from molluscicidal formulations[J]. J AOAC Int，76（4）：847-850.

Graebing PW，Chib JS，Hubert TD，et al，2004. Metabolism of nichlosamide in sediment and water systems[J]. J Agric Food Chem，52（19）：5924-5932.

Onur F，Tekin N，1994. Spectrophotometric determination of niclosamide and thiabendazole in tablets[J]. Anal Lett，27（12）：2291-2301.

Sastry CS，Aruna M，Mohana Rao AR，1988. Spectrophotometric determination of some antiamiobic and anthelmintic drugs with metol and chromium（Ⅵ）[J]. Talanta，35（1）：23-26.

Schoof HF，Mathis W，Austin JR，1961. Field tests on the residual effectiveness of deposits of Malathion and Bayer 29493 against resistant *Anopheles albimanus* in EI Salvador[J]. Bull World Health Organ，24：475-487.

Schreier TM，Dawson VK，Choi Y，et al，2000. Determination of niclosamide residues in rainbow trout（*Oncorhynchus mykiss*）and channel catfish（*Ictalurus punctatus*）fillet tissue by high-performance liquid chromatography[J]. J Agric Food Chem，48（6）：2212-2215.

Sridevi C，Reddy S，1991. Voltammetric determination of niclosamide[J]. J Indian Chem Soc，68（5）：263-266.

第二章

氯硝柳胺的应用剂型

氯硝柳胺因具有高效、低毒、对环境污染少等显著优点，是目前国内唯一现场使用的杀螺药物，也是目前 WHO 唯一推荐使用的杀螺药物。但由于氯硝柳胺难溶于水，现场应用受到了极大的制约。为了提高氯硝柳胺与防治对象的接触和防控效果，需要根据使用目的、途径和方式的不同，研制出不同的应用剂型。目前，氯硝柳胺常见的剂型主要有悬浮剂、可湿性粉剂、颗粒剂、粉剂、缓释剂、展膜油剂、片剂和霜剂等。本章主要介绍这些氯硝柳胺常用剂型。

第一节 悬 浮 剂

一、概述

1. 悬浮剂的概念

悬浮剂（suspension concentrate）为不水溶固体药物或不混溶液体药物在水或油中的分散体，即以水为分散介质，将原药、助剂经湿法超微粉碎制成的药物剂型。

2. 悬浮剂的组成

一般悬浮剂的组成见表 2-1。其中，活性成分中满足悬浮剂要求的原药需要符合以下几个条件：

（1）水溶性不大于 100 mg/L。

（2）熔点不得低于 100℃。

（3）在水中性质稳定。

　　随着助剂性能的不断改善，一些原本性质不稳定的药物也可以制成悬浮剂，如将低熔点的苯醚甲环唑制备成 40%的悬浮剂，将水溶性高的吡虫啉制备成 600g/L 的悬浮剂等。

　　分散剂作为悬浮剂中最重要的组分，其原理是分散剂的亲油基团吸附在原药表面，亲水基团朝向水相，在固液两相界面上形成定向排列。对于离子型表面活性剂来说，极性基团的电离使原药带电并形成带 Zeta 电位的双电层，将粒子团团包围，使粒子间彼此分隔开来。由于同电荷互相排斥，阻止了凝集，从而提高了分散液的稳定性。

表 2-1　悬浮剂的组成

组分	所占比例
活性成分	≤60%
分散剂	≤5%
润湿剂	≤3%
增稠剂	≤0.5%
防冻剂	≤5%
消泡剂	≤0.5%
防腐稳定剂	≤0.5%
其他	≤1%
水	补足

　　当非离子型表面活性剂作为分散剂时，它虽不电离，但仍有亲油基和亲水基可以被原药吸附，生成界面保护膜，从而阻止已分散粒子的重新凝集，使药粉微粒均匀悬浮分散在水中。常用的分散剂主要分为两大类，即阴离子型和非离子型。阴离子型主要包括磺酸盐类、聚羧酸盐类、磷酸盐类和硫酸盐类等，而非离子型主要包括聚氧乙烯聚氧丙烯醚嵌段共聚物、烷基酚聚氧乙烯醚等。

　　其他助剂的加入是为了使悬浮剂保持稳定，使一些理化参数得到加强，如增强与水的浸润、保持有效期、防止在低温时冻结等。同时，适宜的黏度将使制剂具有良好的稳定性和高的悬浮率。黏度过低时，制剂稳定性差；黏度过高时，制剂流动性较差，给加工带来困难。悬浮剂常用黏度在 500～2000 mPa·s。

3. 悬浮剂的特点

　　悬浮剂的主要特点如下：

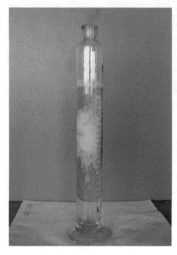

图 2-1　悬浮剂入水分散

（1）以水为分散介质，减轻对环境的污染，降低了剂型成本。

（2）用湿法粉碎加工，加工和使用过程无粉尘污染，平均粒径达 1 μm，极大地提高了作用效果。

（3）有效成分在使用和储存过程中都能够稳定地悬浮（图 2-1），在应用时对水质没有特殊要求，可与水以任意比例均匀混合分散，使用方便，不易污染环境，可直接或稀释后进行喷雾，极大地提高了效率。

（4）有效成分含量较高，可达 40%～50%，制剂密度较大，包材耗费少。

（5）性能要求高，配方和加工工艺比较复杂。

二、配方及制备

氯硝柳胺悬浮剂的组成，主要包括 25%氯硝柳胺、1.5%～2.0%润湿剂、4%分散助悬剂、0.1%增稠剂、少量其他助剂和水。

氯硝柳胺悬浮剂的制备方法：将氯硝柳胺原药与润湿剂、分散助悬剂和黏度调节剂等助剂按一定工艺混合，经砂磨机研磨，制成25%氯硝柳胺悬浮剂。

25%氯硝柳胺悬浮剂的主要技术质量指标见表 2-2。

表 2-2　25%氯硝柳胺悬浮剂技术质量指标

指标名称	技术质量指标
外观	灰白色流动性黏稠液体
含量/%	≥25
悬浮率/%	≥90
pH	4～7
细度（通过 44 μm 筛）	≥98
黏度/mPa·s	≤600
热贮稳定性（54℃±2℃，14 天）	符合农药标准
冷藏稳定性（0℃，7 天）	符合农药标准

三、研究进展

戴建荣等首先对25%氯硝柳胺悬浮剂开展实验室杀钉螺成螺效果研究。研究发现，室内浸杀钉螺成螺24 h、48 h、72 h，25%氯硝柳胺悬浮剂的半致死浓度（LC_{50}）分别为0.0474 mg/L、0.0412 mg/L、0.0412 mg/L，50%氯硝柳胺乙醇胺盐可湿性粉剂的LC_{50}分别为0.0947 mg/L、0.0583 mg/L、0.0442 mg/L，说明25%氯硝柳胺悬浮剂杀螺效果好于 50%氯硝柳胺乙醇胺盐可湿性粉剂，两者具有显著性差异（$P<0.01$）。

殷关林等在实验室采用浸杀法和喷洒法考察了25%氯硝柳胺悬浮剂的杀螺效果，与戴建荣等的研究结果基本一致。研究者发现，采用室内浸杀试验，50%氯硝柳胺乙醇胺盐可湿性粉剂0.15 mg/L（有效浓度为0.075 mg/L）浸杀24 h无明显杀螺作用，与清水对照组钉螺死亡率无显著性差异（$P>0.05$）。而25%氯硝柳胺悬浮剂0.27 mg/L（有效浓度为0.067 mg/L）浸杀钉螺24 h，死亡率为33.33%，具有明显杀螺作用。50%氯硝柳胺乙醇胺盐可湿性粉剂0.84 mg/L（有效浓度为0.42 mg/L）和25%氯硝柳胺悬浮剂1.50 mg/L（有效浓度为0.38 mg/L）浸杀钉螺24 h，死亡率均为100.00%。采用室内喷洒试验，25%氯硝柳胺悬浮剂2.0 g/m^{2}和50%氯硝柳胺乙醇胺盐可湿性粉剂2.0 g/m^{2}杀螺效果相近（$P>0.05$）。

戴建荣等又进一步考察了25%氯硝柳胺悬浮剂对不同生长发育阶段钉螺（螺卵和幼螺）的杀灭效果。研究发现，25%氯硝柳胺悬浮剂浸杀螺卵24 h、48 h、72 h的LC_{50}分别为0.0506 mg/L、0.0496 mg/L、0.0473 mg/L。50%氯硝柳胺乙醇胺盐可湿性粉剂浸杀螺卵24 h、48 h、72 h的LC_{50}分别为0.1030 mg/L、0.0962 mg/L、0.0869 mg/L。25%氯硝柳胺悬浮剂浸杀幼螺24 h、48 h、72 h的LC_{50}分别为0.0625 mg/L、0.0474 mg/L、0.0442 mg/L。50%氯硝柳胺乙醇胺盐可湿性粉剂浸杀幼螺24 h、48 h、72 h的LC_{50}分别为0.1088 mg/L、0.0825 mg/L、0.0825 mg/L，说明25%氯硝柳胺悬浮剂对钉螺螺卵、幼螺均具有较好的杀灭作用。

之后，戴建荣等继续探索了25%氯硝柳胺悬浮剂对光滑双脐螺的杀灭效果。将 25%氯硝柳胺悬浮剂、50%氯硝柳胺乙醇胺盐可湿性粉剂和氯硝柳胺原药分别配制成药物有效浓度为1.000 mg/L、0.500 mg/L、0.250 mg/L、0.125 mg/L、0.063 mg/L的溶液，在实验室浸泡光滑双脐螺成螺。研究发现，成螺浸泡在 25%氯硝柳胺悬浮剂、50%氯硝柳胺乙醇胺盐可湿性粉剂和氯硝柳胺原药溶液中，24 h的LC_{50}分别为0.218 mg/L、0.218 mg/L、0.203 mg/L，48 h的LC_{50}分别为0.189 mg/L、0.203 mg/L、0.189 mg/L，72 h的LC_{50}分别为0.165 mg/L、0.218 mg/L、0.177 mg/L。

之后，将上述三种剂型的氯硝柳胺分别配制成药物有效浓度为 0.500 mg/L、0.250 mg/L、0.125 mg/L、0.063 mg/L、0.032 mg/L 的溶液，浸泡螺卵。研究发现，在 25%氯硝柳胺悬浮剂、50%氯硝柳胺乙醇胺盐可湿性粉剂和氯硝柳胺原药溶液中，24 h 的 LC_{50} 分别为 0.153 mg/L、0.173 mg/L、0.171 mg/L，48 h 的 LC_{50} 分别为 0.085 mg/L、0.096 mg/L、0.155 mg/L，72 h 的 LC_{50} 分别为 0.077 mg/L、0.097 mg/L、0.087 mg/L，说明 25%氯硝柳胺悬浮剂对光滑双脐螺成螺和螺卵均具有与 50%氯硝柳胺乙醇胺盐可湿性粉剂和原药相似的杀灭效果。

戴建荣等在南京市江浦有螺江滩对 25%氯硝柳胺悬浮剂产品开展了现场杀螺效果评价（图 2-2）。研究发现，现场喷洒灭螺 3 天、7 天、15 天后，钉螺死亡率分别为 95.77%、99.07%、97.09%。使用 2.0 g/（L·m^2）的 50%氯硝柳胺乙醇胺盐可湿性粉剂 [含氯硝柳胺 1.0 g/（L·m^2）] 的钉螺死亡率分别为 97.37%、95.19%、97.41%，表明 2.0 g/（L·m^2）的 25%氯硝柳胺悬浮剂喷洒杀螺效果与 2.0g/（L·m^2）的 50%氯硝柳胺乙醇胺盐可湿性粉剂杀螺效果相似。

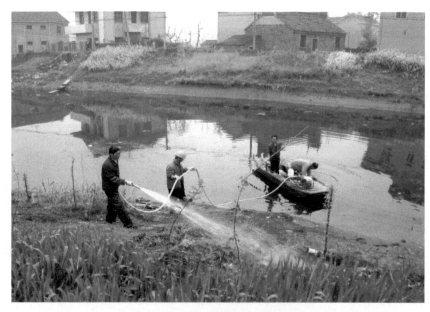

图 2-2 悬浮剂现场喷洒灭螺

刘永元等在苏州市虎丘区镇湖街道马山村对 25%氯硝柳胺悬浮剂进行了现场喷洒杀螺效果观察。研究发现，使用 25%氯硝柳胺悬浮剂 2.0 g/m^2 和 50%氯硝柳胺乙醇胺盐可湿性粉剂 4.0 g/m^2，3 天、7 天、15 天后钉螺死亡率效果基本相同，各组无显著性差异（$P>0.05$）。因此，氯硝柳胺悬浮剂不但解决了氯硝柳胺乙醇胺盐可湿性粉剂在储存和现场灭螺中使用困难的弊端，而且减少了现场灭螺中氯硝柳胺的实际用量，降低了灭螺的费用。

殷关林等在云南大山区进行现场浸杀和喷洒法杀螺试验，比较25%氯硝柳胺悬浮剂和50%氯硝柳胺可湿性粉剂的杀螺效果。研究发现，使用25%氯硝柳胺悬浮剂2.0 mg/L浸杀24 h，螺袋内钉螺死亡率达100.00%，浸杀72 h沟内钉螺死亡率为91.50%。而使用50%氯硝柳胺可湿性粉剂2.0 mg/L浸杀24 h，螺袋内钉螺死亡率为84.00%，浸杀72 h沟内钉螺死亡率为84.09%，显示25%氯硝柳胺悬浮剂2.0 mg/L浸杀杀螺效果优于50%氯硝柳胺可湿性粉剂2.0 mg/L，并且使用25%氯硝柳胺悬浮剂0.5 mg/L、1.0 mg/L浸杀48 h以上，对螺袋内钉螺也有较好的杀灭作用。使用25%氯硝柳胺悬浮剂和50%氯硝柳胺可湿性粉剂各浓度组浸杀3天后，活螺平均密度下降率均达85.00%以上。现场喷洒试验结果显示，25%氯硝柳胺悬浮剂2.0 g/m²、1.5 g/m²各浓度组均有较好的杀螺效果，25%氯硝柳胺悬浮剂2.0 g/m²和50%氯硝柳胺可湿性粉剂2.0 g/m²杀螺效果相近。

卫文学等开展了25%氯硝柳胺悬浮剂在丘陵山区果园的灭螺效果研究。研究者选择宜兴市丘陵山区两处有螺果园为试验现场，将药物加水稀释后用灭螺机喷洒灭螺。试验组为25%氯硝柳胺悬浮剂，剂量为2.0 g/m²。对照组为50%氯硝柳胺可湿性粉剂，剂量为4.0 g/m²。研究发现，试验组灭螺后3天、7天、15天，钉螺校正死亡率分别为83.74%、85.52%、87.81%，活螺密度下降率分别为86.80%、90.56%、94.07%。对照组灭螺后3天、7天、15天，钉螺校正死亡率分别为69.63%、70.05%、71.48%，活螺密度下降率分别为77.63%、77.95%、81.26%。试验组3天、7天、15天钉螺校正死亡率均高于对照组，具有显著性差异，说明25%氯硝柳胺悬浮剂灭螺效果好、使用方便、保存期长、利用率高，值得在丘陵山区灭螺工作中推广使用。

神学慧等在镇江便民河开展了25%氯硝柳胺悬浮剂现场灭螺试验。采用现场喷洒灭螺法，1号试验区用25%氯硝柳胺悬浮剂2.0 g/（L·m²）[每平方米用水量约1 L，药物有效成分含量0.5 g/（L·m²）]，手抬式灭螺机喷洒灭螺。2号试验区用50%氯硝柳胺可湿性粉剂2.0 g/（L·m²）[每平方米用水量约1 L，药物有效成分含量1.0 g/（L·m²）]作为对照。喷药3天、7天、15天后，捕获框内全部钉螺，用水测法观察死活情况，计数，计算死亡率、钉螺密度下降率，并进行两种剂型灭螺效果的统计分析。现场试验结果表明，经1次喷洒，25%氯硝柳胺悬浮剂的灭螺效果高于50%氯硝柳胺乙醇胺盐可湿性粉剂，同时悬浮剂无明显的刺激性气味，极易溶于水，可与水以任意比例混合，使用、运输、现场操作极为方便，而可湿性粉剂现场使用中有刺激性气味，难溶于水，易堵塞喷药器具，造成使用困难和药物浓度不均匀而导致灭螺效果下降。此外，可湿性粉剂在运输、操作过程中易受潮结块，亦不利于现场操作。因此，25%氯硝柳胺悬浮剂值得在现场推广应用。

戴建荣等按照中华人民共和国国家标准《农药登记毒理学试验方法》（GB 15670—1995）和鱼类毒性试验方法对 25%氯硝柳胺悬浮剂的毒性进行了系统评价。研究发现，其经口、经皮肤的半数致死剂量（LD_{50}）在雌、雄性大鼠中均＞5000 mg/kg，经呼吸道的 LC_{50} 在雌、雄性大鼠中均＞5000 mg/m³，该药经口、经皮肤、经呼吸道的毒性均属微毒类。兔眼用药后，观察期内无不良反应，对眼无刺激性。皮肤用药后对皮肤无刺激性。同时，25%氯硝柳胺悬浮剂对鱼急性毒性最低，充分说明氯硝柳胺悬浮剂属微毒类药物，适合现场应用。

第二节　可湿性粉剂

一、概述

1. 可湿性粉剂的概念

在农药剂型中，可湿性粉剂（wettable powder）被称为农药的四大剂型之一，是农药加工制剂中历史悠久、技术比较成熟、使用方便的一种剂型。可湿性粉剂从出现起，一直是不可缺少的基本剂型。所谓可湿性粉剂，是含有原药、载体和填料、表面活性剂（润湿剂、分散剂等）、辅助剂（稳定剂、警色剂等）并粉碎得很细的农药制剂。

一般来说，可湿性粉剂是一种有效成分含量较高的干制剂。其在形态上类似粉剂，在使用上类似乳油，顾名思义，是指可以湿法使用的一种粉状制剂。由于它是用水稀释的，必须具有与水易亲和的性质，故名"可湿性"。在日本被称为水和性，并将可湿性粉剂称为"水和剂"，但又因它能分散成稳定的悬浮液，也被称为可分散性粉剂。

2. 可湿性粉剂的组成

可湿性粉剂主要由三个基本组分组成，分别是有效成分、表面活性剂和填料。为了提高可湿性粉剂产品质量，有时还需加入适量助溶剂和增效剂等。

从加工角度考虑，一种原药如为固体，熔点较高，易粉碎，则适合加工成可湿性粉剂。如原药不溶于水或溶解度较小，则一般加工成可湿性粉剂。但随着大量优质助剂的开发、标准化载体及优质高吸油率载体的生产、加工设备和技术的成熟，大多数原药都能加工成可湿性粉剂，但要考虑药效、经济性、安全性的限制。

可湿性粉剂表面活性剂需要起到良好的润湿、分散等作用，使原药均匀稳定地分散在水中，并且渗透能力强、悬浮率高、热贮稳定性强，达到可湿性粉剂的质量指标的各项要求。选择助剂建议先选润湿剂，再选分散剂或直接复配使用。无论选何种助剂，均宜先选价格低廉的常用助剂。

3. 可湿性粉剂的特点

可湿性粉剂的主要特点如下：

（1）使不溶于水的药物在加入助剂后可兑水作为喷雾使用。

（2）由于剂型有较好的润湿性能，能够较均匀地沾着在农作物或杂草的茎叶上，增加了与病虫、杂草接触的机会，有利于提高杀虫、杀菌、除草的效果。

（3）包装运输比乳油简便，且能节省溶剂。

（4）生产成本低，储运安全。

二、配方及制备

氯硝柳胺可湿性粉剂的最典型代表是氯硝柳胺乙醇胺盐可湿性粉剂，按重量百分比表示主要包括 83.1% 的氯硝柳胺乙醇胺盐、2% 的助悬浮剂、10% 的分散润湿剂和 4.9% 的抗结块剂。

三、研究进展

刘心胜等对 50% 氯硝柳胺可湿性粉剂进行了室内浸杀及现场喷洒灭螺试验。50% 氯硝柳胺可湿性粉剂在 1 mg/L、1.5 mg/L、2 mg/L 剂量下，室内浸杀的第 3 天、5 天、7 天，钉螺死亡率均为 100%。现场喷洒 50% 氯硝柳胺乙醇胺盐可湿性粉剂 2.0 g/m^2 与 2.5 g/m^2，经过 3 天、7 天、15 天、30 天，杀螺率分别为 80.6%、93.0%、98.5%、98.6%（2.0 g/m^2）与 84.5%、90.5%、99.3%、97.5%（2.5 g/m^2），杀螺效果无显著性差异，说明 50% 氯硝柳胺可湿性粉剂作用迅速、杀螺能力强。

张世清等进行了氯硝柳胺乙醇胺盐可湿性粉剂室内喷杀和室外浸杀灭螺试验。室内喷杀 3 天，1 mg/L 组钉螺死亡率为 96.0%，1.5 mg/L 组和 2 mg/L 组均为 100.0%。5 天、7 天后，各浓度组钉螺死亡率全部为 100.0%，对照组钉螺无死亡。室外浸杀试验结果显示，1 mg/L、1.5 mg/L、2 mg/L 组浸杀 3 天后，钉螺死亡率分别为 72.5%、95.0% 和 100.0%；5 天后，钉螺死亡率分别为 97.4%、100.0% 和 100.0%；7 天后，各浓度组钉螺死亡率均为 100.0%；清水对照组钉螺死亡率，3 天和 5 天均为 0，7 天为 5%。

席金玉等比较了四川和安徽两地产氯硝柳胺乙醇胺盐可湿性粉剂的室内和现

场灭螺效果。在室温 19～22℃时，两种产地的氯硝柳胺样品在实验室条件下浸泡灭螺效果和 LC$_{50}$ 均相似，在 0.5 mg/L 及以上浓度时钉螺死亡率为 86%～100%，在 0.125 mg/L 及以下浓度时灭螺效果不佳，可能与室温低有关，但不影响实际应用，因为在现场实际应用的浓度均不低于 1 mg/L。室内喷洒结果显示，喷洒浓度为 0.125 g/m^2 时，喷药后 24 h 钉螺死亡率为 68%～88%，72 h 为 96%～100%。用 0.25 g/m^2 及以上剂量，喷药后 24 h、48 h、72 h，两种样品的杀螺率均为 90%～100%，说明氯硝柳胺确为高效的杀螺剂。现场试验结果表明，两种样品在相同的环境条件下灭螺效果相似；喷洒浓度 2 g/m^2 喷药后 3 天，钉螺死亡率分别为 87.1% 和 83.2%；喷洒浓度 1 g/m^2，3 天后钉螺死亡率分别为 67.7% 和 63.6%。

贺泳等评价了 50% 氯硝柳胺乙醇胺盐可湿性粉剂湖滩喷洒灭螺效果（图 2-3）。在高邮市新民滩选择有螺环境 2500 m^2，用 50% 氯硝柳胺乙醇胺盐可湿性粉剂喷洒灭螺，同时配备自制投药桶。灭螺前及灭螺后第 7 天、14 天、21 天按系统抽样调查，观察活螺密度、活螺框出现率和钉螺死亡率。同时，均匀布设螺袋进行观察。在喷洒水枪出水口采样 10 次，用氯硝柳胺现场快速检测仪测定施药均匀度。研究发现，在灭螺后第 7 天，螺袋内校正钉螺死亡率 96.84%，现场校正钉螺死亡率 72.23%，两者在统计学上有显著性差异（P＜0.01）。在灭螺后第 7 天、14 天、21 天，活螺平均密度的下降率分别为 73.87%、76.58%、72.97%（P＞0.05）。检测仪测定浓度与现场用药量和出水量推算浓度基本一致，水枪出水口药物浓度的变异系数为 0.48，说明质控螺袋钉螺死亡率不能代表现场实际灭螺效果。首次药物灭螺后，可适度缩短灭螺间隔时间（7 天内），从而可缓解药物喷洒灭螺与湖滩植被快速生长的矛盾。

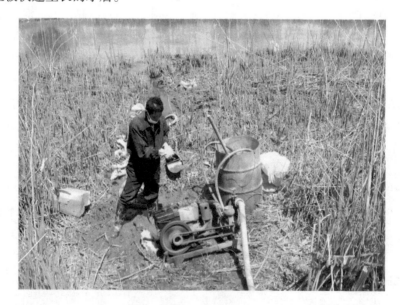

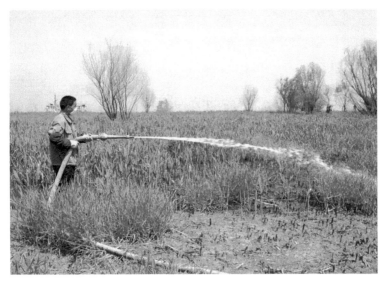

图 2-3　现场可湿性粉剂灭螺

田学根等研究了 50%氯硝柳胺可湿性粉剂不同方法的现场灭螺效果。选用 50%氯硝柳胺可湿性粉剂，现场使用剂量均为 2 g/m^2，分别采用拌沙法和喷粉法将 50%氯硝柳胺可湿性粉剂均匀撒在试验区，同时设喷洒和清水对照。研究者分别于施药后 5 天、10 天、15 天、30 天采用系统抽样捕获框内全部钉螺，用敲击法观察钉螺的死亡情况，计算死亡率。研究发现，现场喷粉、拌沙 15 天，钉螺校正死亡率分别为 71.9%、81.08%。现场喷粉、拌沙 30 天，钉螺校正死亡率分别为 73.34%、73.74%，两种方法灭螺效果无显著性差异，说明在本次试验条件下，50%氯硝柳胺可湿性粉剂喷粉法与拌沙法有相同灭螺效果。

第三节　颗　粒　剂

一、概述

1. 颗粒剂的概念

颗粒剂（granule）系指原药和适宜的辅料混合制成的具有一定粒度的干燥颗粒状制剂。根据颗粒剂在水中的溶解情况，颗粒剂被划分为可溶性颗粒剂、混悬性颗粒剂和泡腾性颗粒剂。

颗粒剂最早的大田试验自 1946 年开始，20 世纪 50 年代初颗粒剂在美国得到普遍应用，20 世纪 60 年代初在日本开始大量使用。20 世纪 60 年代后期由于环保科学的发展，为避免农药粉剂撒布时微粒漂移对环境和作物的污染，农药颗粒剂在世界范围内得到普遍的推广应用。

2. 颗粒剂的特点

颗粒剂是近年来应用较广泛的农药剂型之一，具有下列特点：

（1）施药时具有方向性，使撒布药剂能充分到达靶标生物，而有益于生物安全。

（2）药粒不附着于植物的茎叶上，避免直接接触产生药害。

（3）施药时无粉尘飞扬，不污染环境。

（4）施药过程中可减少操作人员身体附着或吸入药量，避免中毒事故。

（5）使高毒农药低毒化，避免人畜中毒。

（6）可控制颗粒剂中有效成分的释放速度，延长药效期。

（7）使用方便，效率高。

二、配方及制备

氯硝柳胺颗粒剂的组成主要包括 5%氯硝柳胺乙醇胺盐、0.2%十二烷基硫酸钠、1%烷基酚聚氧乙烯基醚磺酸盐、93.7%石英砂和0.1%聚乙烯醇。

其具体的制备方法如下：

按质量比称取 5%氯硝柳胺乙醇胺盐、0.2%十二烷基硫酸钠、1%烷基酚聚氧乙烯基醚磺酸盐混合后，经气流粉碎机粉碎，得到粉末再与 93.7%石英砂和0.1%聚乙烯醇水溶液（以聚乙烯醇含量计）混合均匀，烘干，得到 5%氯硝柳胺乙醇胺盐颗粒剂（图 2-4）。

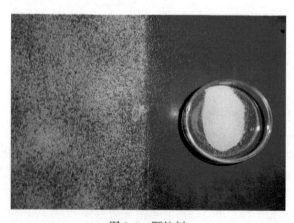

图 2-4　颗粒剂

所制备的5%氯硝柳胺乙醇胺盐颗粒剂为干燥、自由流动的黄色颗粒，无可见的外来物和硬块，基本无粉尘，适于机器施药。堆密度为 1.4 g/ml，松密度为 1.3 g/ml，水分为 2.4%，热贮稳定性合格。

三、研究进展

邢云天等考察了5%氯硝柳胺乙醇胺盐颗粒剂喷洒法的实验室和现场杀螺效果。实验室喷洒杀螺试验采用 0.5 g/m² 的 5%氯硝柳胺乙醇胺盐颗粒剂喷洒 7 天后，或用＞1.0 g/m² 剂量喷洒 1 天后，钉螺死亡率均＞95%。1.0 g/m² 的 50%氯硝柳胺乙醇胺盐可湿性粉剂用药 7 天后，钉螺死亡率＞95%，而清水对照组钉螺死亡率均为 0。不同剂量 5%氯硝柳胺乙醇胺盐颗粒剂组和 50%氯硝柳胺乙醇胺盐可湿性粉剂组钉螺死亡率均显著高于清水对照组（P 均＜0.05），而 5%氯硝柳胺乙醇胺盐颗粒剂组和 50%氯硝柳胺乙醇胺盐可湿性粉剂组间钉螺死亡率差异无统计学意义（P 均＞0.05）。现场喷洒杀螺试验，0.5 g/m² 的 5%氯硝柳胺乙醇胺盐颗粒剂用药 7 天后，或＞1.0 g/m² 剂量用药 1 天后，钉螺死亡率均＞85%。1.0 g/m² 的 50%氯硝柳胺乙醇胺盐可湿性粉剂用药 3 天后，钉螺死亡率＞85%，而清水对照组钉螺死亡率均为 0。不同剂量 5%氯硝柳胺乙醇胺盐颗粒剂组和 50%氯硝柳胺乙醇胺盐可湿性粉剂组钉螺死亡率均显著高于清水对照组（P 均＜0.05），而 5%氯硝柳胺乙醇胺盐颗粒剂组和 50%氯硝柳胺乙醇胺盐可湿性粉剂组间钉螺死亡率差异无统计学意义（P 均＞0.05），说明 5%氯硝柳胺乙醇胺盐颗粒剂有较好的实验室和现场杀螺效果。

吴荣风等考察了5%氯硝柳胺乙醇胺盐颗粒剂的江滩现场杀螺效果（图 2-5）。在江苏省扬中市选择三块有螺江滩，5%氯硝柳胺乙醇胺盐颗粒剂按 40 g/m² 剂量采用喷洒法灭螺，以 26%四聚·杀螺胺悬浮剂（4 g/m²）和清水为对照进行对比观察，统计比较现场杀螺效果。研究发现，喷洒 7 天后，5%氯硝柳胺乙醇胺盐颗粒剂组钉螺死亡率为 85.42%，26%四聚·杀螺胺悬浮剂组为 82.35%，两组间差异无统计学意义（P＞0.05），两种药物灭螺后，活螺密度下降均＞90%，而清水组为 2.86%，说明 5%氯硝柳胺乙醇胺盐颗粒剂和 26%四聚·杀螺胺悬浮剂江滩现场灭螺效果相近，5%氯硝柳胺乙醇胺盐颗粒剂杀螺效果较好，适合在江滩现场应用。

冯锡光等考察了 5%氯硝柳胺乙醇胺盐颗粒剂在云南高原山区的现场杀螺效果。在云南省鹤庆县金墩乡孝廉行政村北登自然村选取钉螺滋生草地开展现场灭螺试验。试验分 7 组，即 30 g/m²、40 g/m²、50 g/m² 颗粒剂组，40 g/m² 颗粒剂+清障组，6 g/m² 50%氯硝柳胺乙醇胺盐粉剂组，6 g/m² 粉剂+清障组，清水对照组，

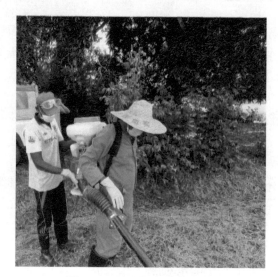

图 2-5　颗粒剂现场喷洒灭螺

灭螺 7 天、15 天、30 天后，比较不同组钉螺死亡率和活螺密度变化。研究发现，施药 7 天、15 天、30 天后，30 g/m² 、40 g/m² 、50 g/m² 颗粒剂组钉螺死亡率为 72.75%～95.83%，活螺平均密度下降率为 72.26%～95.54%。随着药物剂量的增加，钉螺死亡率逐渐上升，活螺平均密度逐渐下降。施药 7 天、15 天、30 天后，40 g/m² 颗粒剂组钉螺死亡率为 81.69%～87.19%，活螺平均密度下降率为 81.42%～87.91%。40 g/m² 颗粒剂+清障组钉螺死亡率为 84.89%～88.24%，活螺平均密度下降率为 85.63%～88.22%。6 g/m² 粉剂组钉螺死亡率为 85.23%～86.17%，活螺平均密度下降率为 85.76%～86.05%。6 g/m² 粉剂+清障组钉螺死亡率为 88.89%～92.10%，活螺平均密度下降率为 86.71%～92.20%。研究表明灭螺前进行割草等环境清障后的灭螺效果相对较好，氯硝柳胺乙醇胺盐颗粒剂在云南山区现场杀螺效果较好，是一种适合高原山区现场应用的新型杀螺剂。

第四节　粉　　剂

一、概述

1. 粉剂的概念

粉剂（dust powder，DP）是将原药、大量的填料（载体）及适当的稳定剂一起混合粉碎所得到的一种干剂。其性能要求主要有细度、均匀度、稳定性和吐粉性等。传统的粉剂平均粒径为 10 μm，这种粉粒的漂移是最严重的，后来有研究人员推出了平均粒径为 20～30 μm 的无漂移粉剂。

2. 粉剂的特点

粉剂具有使用方便、粒径细、较能均匀分布、散布效率高、节省劳动力和加工费用较低等优点，特别适宜供水困难地区使用和用于防治暴发性病虫害。一般不宜加水稀释，多用于喷粉和拌种，浓度较高的可用作毒饵和用于处理土壤。

二、配方及制备

氯硝柳胺粉剂的组分主要包括氯硝柳胺 1%～10%、油性物质 2%～10%、扩散剂 5%～20%、吸附填料 1%～10%、漂浮物质补足 100%。

具体的制备流程：将扩散剂与油性物质混合，然后由吸附物质进行吸附，再与经气流粉碎后的氯硝柳胺原药、漂浮物质经混合机充分混合，即可得到氯硝柳胺粉剂。

三、研究进展

黄轶昕等评价了 4%氯硝柳胺乙醇胺盐粉剂杀灭钉螺的效果，采用泥盘接触法进行 4%氯硝柳胺乙醇胺盐粉剂室内洒粉杀螺试验及现场洒粉试验，同时以 50%氯硝柳胺乙醇胺盐可湿性粉剂喷洒进行杀螺效果的平行比较。实验室杀螺试验表明，粉剂撒施与可湿性粉剂喷洒杀螺效果相似。施约 24 h，前者对钉螺的 LC_{50} 为 0.1973 g/m^2，后者 LC_{50} 为 0.2648 g/m^2。现场杀螺试验显示，施药后 3 天，粉剂撒施杀螺效果劣于可湿性粉剂喷洒，而 7 天后两种剂型和方法的杀螺效果无显著性差异，说明氯硝柳胺乙醇胺盐粉剂撒施灭螺效果与可湿性粉剂喷洒灭螺效果相当，适用于水源缺乏地区和水位难以控制地区灭螺，具有显著的实际应用价值。

之后，黄轶昕等考察了氯硝柳胺乙醇胺盐粉剂分别在 15℃和 25℃条件下的实验室撒粉灭螺效果。同时，对江滩春季提前喷粉灭螺效果及温度条件进行了现场观察。研究发现，氯硝柳胺乙醇胺盐粉剂在实验室 15℃与常规 25℃条件下，按有效成分 1.0 g/m^2、2.0 g/m^2 洒粉，灭螺效果无显著性差异。在 3 月下旬至 4 月上旬日平均气温 8.9～16.3℃条件下，江滩现场氯硝柳胺乙醇胺盐粉剂 50 g/m^2（有效成分 2 g/m^2）喷粉灭螺 15 天，土表钉螺校正死亡率为 95.38%，土表活螺密度下降率达 99.97%。土内钉螺校正死亡率为 79.30%，土内活螺密度下降率为 70.59%，说明江滩地区春季日平均气温 10～15℃对氯硝柳胺乙醇胺盐粉剂喷粉灭螺效果无明显影响，春季提前灭螺可赢得有利的灭螺时机，有效抑制钉螺繁殖，提前杀灭阳性钉螺，减少人畜感染，对于血吸虫病防治具有重要意义。

谢朝勇等考察了4%氯硝柳胺乙醇胺盐粉剂秋季现场喷粉灭螺效果（图2-6）。研究者选择有螺江滩为试验现场，采用18型背负式动力喷粉机喷施4%氯硝柳胺乙醇胺盐粉剂，用药有效剂量为 2 g/m²。研究发现，现场不做割草清障处理，观察期间日平均气温为 12.48℃，7天、15天钉螺校正死亡率分别为91.97%、94.32%，活螺密度下降率分别为94.09%、97.21%，表明秋季江滩水源缺乏，气温较低，采用4%氯硝柳胺乙醇胺盐粉剂喷粉灭螺受现场条件影响小，灭螺效果理想。

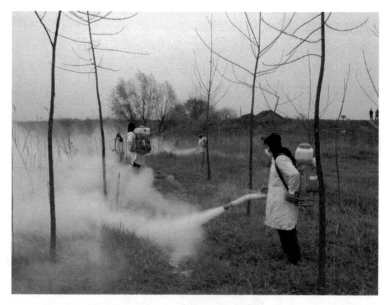

图 2-6　现场粉剂喷药

陈建农等研究了4%氯硝柳胺乙醇胺盐粉剂在丘陵山区的灭螺效果。研究者选择江苏宜兴丘陵山区两处有螺环境为试验现场，分别采用手工洒粉法和动力喷粉法施药，4%氯硝柳胺乙醇胺盐粉剂用量为 50 g/m²。研究发现，手工洒粉现场先行割草清障处理，施药后7天、15天、30天，钉螺校正死亡率分别为78.35%、90.96%和95.52%，活螺密度下降率分别为72.66%、94.53%和98.44%。动力喷粉现场不做割草处理，喷粉后3天、7天、15天，钉螺校正死亡率分别为91.73%、96.22%、99.29%，活螺密度下降率分别为94.90%、98.10%、99.58%。喷粉法灭螺效果明显优于手工洒粉，有显著性差异，说明在水源缺乏、环境复杂的丘陵山区，使用氯硝柳胺乙醇胺盐粉剂洒粉灭螺和喷粉灭螺均获得良好的效果，具有广阔的应用前景。

鲍建国等评价了 4%氯硝柳胺乙醇胺盐粉剂现场灭螺效果，将 4%氯硝柳胺乙醇胺盐粉剂采用机械喷粉的方法，分为 25 g/m²、50 g/m²、75 g/m² 三个浓度组，同时设 50%氯硝柳胺乙醇胺盐可湿性粉剂作为对照；采用喷洒的方法，浓度分别为 1 g/m²、2 g/m²、4 g/m²，分别于施药后 3 天、7 天、15 天观察钉螺的死亡率和活螺密度。研究发现，4%氯硝柳胺乙醇胺盐粉剂现场喷粉 3 天后，三个浓度剂量组钉螺校正死亡率分别为 84.56%、93.56%、98.02%。同期 50%氯硝柳胺乙醇胺盐可湿性粉剂相应浓度组钉螺校正死亡率分别为 72.20%、95.96%、91.11%。施药 15 天后，4%氯硝柳胺乙醇胺盐粉剂三个浓度剂量组钉螺校正死亡率分别为 94.16%、98.79%、96.69%，同期 50%氯硝柳胺乙醇胺盐可湿性粉剂相应浓度组钉螺校正死亡率为 95.64%、97.67%、97.65%，两者钉螺死亡率均达 90%以上，说明 4%氯硝柳胺乙醇胺盐粉剂现场使用具有很好的杀螺效果。

周敬东评价了 4%氯硝柳胺乙醇胺盐粉剂在江滩汛期应急性灭螺的效果。研究以扬州开发区施桥镇顺江滩为试验现场，选择两块面积同为 24 000 m²（200 m×120 m）的相邻滩块。两块滩块地势相同，植被相同。东侧滩块在汛前（3 月中旬）、西侧滩块在汛期（6 月下旬）均按 4%氯硝柳胺乙醇胺盐粉剂 50 g/m²（含有效成分 2 g/m²）进行喷粉灭螺。东、西两侧滩块分别于施药后 7 天、15 天、4 个月后用系统抽样法设框查螺，观察灭螺效果。研究发现，东侧滩块汛前灭螺后 7 天、15 天、4 个月，钉螺死亡率分别为 91.60%、99.12%、86.58%。西侧滩块汛期灭螺后 7 天、15 天、4 个月，钉螺死亡率分别为 91.08%、99.17%、71.68%。东、西两侧滩块灭螺 7 天、15 天后杀螺效果（钉螺死亡率）无显著性差异（$P>0.05$），4 个月后杀螺效果（钉螺死亡率）有显著性差异（$P<0.01$），说明氯硝柳胺乙醇胺盐粉剂汛期应急性灭螺对裸露地表灭螺效果与汛前灭螺无异，且氯硝柳胺乙醇胺盐粉剂对水面尾蚴也具有一定的杀灭作用，加上其具有机动、快捷、省工、受现场条件影响小等特点，氯硝柳胺乙醇胺盐粉剂喷粉灭螺应用于汛期应急性灭螺，与喷洒灭螺相比优势明显。

王加松等评价了氯硝柳胺乙醇胺盐粉剂在湖沼水网地区杀灭钉螺的效果。研究者分别选择常年有水、时令过水、季节有水及田间沟渠作为试验现场，用 4%氯硝柳胺乙醇胺盐粉剂喷粉法（喷粉组）做现场灭螺试验（不清障），并与 50%氯硝柳胺乙醇胺盐可湿性粉剂喷洒法（其中又分清障喷洒组和不清障喷洒组）做平行比较，于施药后 3 天、7 天、15 天、30 天观察钉螺死亡情况。研究发现，常年有水、时令过水、季节有水的三类渠道综合杀灭钉螺效果表明，喷粉组 3 天、7 天、15 天、30 天钉螺死亡率分别为 76.71%、73.72%、72.33%、92.96%。其中，7 天、30 天喷粉组比不清障喷洒组效果好。30 天喷粉组与清障喷洒组效果相当。

喷粉组在三类渠道 30 天的钉螺死亡率分别为 95.5%、93.3%、91.4%。季节有水的渠道在施药后 3 天、7 天、15 天、30 天，钉螺死亡率均高于喷洒组，具有显著性差异。田间沟渠大面积喷粉后 30 天，钉螺死亡率为 98.7%，说明 4%氯硝柳胺乙醇胺盐粉剂及喷粉法适用于湖沼水网地区各类渠道，特别适用于缺水或用水困难地区的灭螺。

何亮才等评价了氯硝柳胺乙醇胺盐粉剂在湖沼水网地区的浸杀灭螺效果。研究选用 4%粉剂现场浸杀加坡面喷粉法，50%可湿性粉剂采用浸杀法，分别于施药后第 1 天、2 天、3 天、7 天观察水体中螺袋和瓶装钉螺死亡情况，第 3 天、7 天、15 天、30 天观察喷粉坡面和淹水坡面钉螺死亡情况。研究发现，4%粉剂组浸杀试验 1 天后，螺袋内钉螺死亡率为 97.7%，明显高于 50%可湿性粉剂组（83.3%）。2 天后，水体中两组螺袋钉螺死亡率一致，均达到 100.0%。1 天、2 天、3 天、7 天后两组瓶装钉螺死亡率相近，无显著性差异。4%粉剂组 15 天、30 天后淹水坡面钉螺死亡率分别为 88.37%、84.62%，明显高于 50%可湿性粉剂组（40.00%、21.60%）。喷粉坡面 30 天后钉螺死亡率达 94.53%，说明 4%粉剂浸杀加坡面喷粉法优于 50%可湿性粉剂浸杀法。

陈世军等观察丘陵山区氯硝柳胺乙醇胺盐粉剂反复喷粉的灭螺效果。研究选择 5 个丘陵山区有螺环境为试验现场，采用 4%氯硝柳胺乙醇胺盐粉剂进行反复喷粉灭螺，并进行近期和远期灭螺效果观察。近期效果发现，5 个有螺环境中，有 2 个经 1 次喷粉灭螺后近期钉螺死亡率和活螺密度下降率达到 100.00%；1 个经 2 次喷粉灭螺后近期钉螺死亡率和活螺密度下降率达到 100.00%；1 个经 2 次喷粉灭螺后复现钉螺 1 次，经再次喷粉灭螺后钉螺死亡率和活螺密度下降率达到 100.00%；1 个经反复 5 次喷粉灭螺后，钉螺死亡率和活螺密度下降率呈逐次提高，当年分别达到 99.35%和 99.25%。远期效果发现，5 个有螺环境经反复喷粉灭螺 6 次，连续 3 年均未查获活钉螺，说明喷粉灭螺效果好、便于操作、不依赖水源，适合丘陵山区灭螺。丘陵山区一般有螺环境采用喷粉法 1～2 次即可消除钉螺，复杂环境反复多次喷粉灭螺也可有效消除钉螺。

付正银等分别考察了氯硝柳胺乙醇胺盐粉剂对土表灭螺和土层灭螺的效果。现场采用 4%氯硝柳胺乙醇胺盐粉剂喷粉（喷粉组）进行土表、土层灭螺试验。同时，与 50%氯硝柳胺乙醇胺盐可湿性粉剂喷洒（喷洒组）做平行比较。现场试验显示，施药后喷粉组土表、土层钉螺 3 天、7 天、15 天钉螺死亡率均低于喷洒组，30 天后两组钉螺死亡率差异无统计学意义。施药 30 天后，喷粉组土表、土层钉螺校正死亡率分别为 92.64%和 73.14%，喷洒组土表、土层钉螺校正死亡率分别为 96.57%和 79.11%，说明氯硝柳胺乙醇胺盐粉剂喷粉土表、土层灭螺效果均与可湿性粉剂喷洒相当。

第五节　缓　释　剂

一、概述

1. 缓释剂的概念

缓释剂（extended-release preparation）系指用药后能在较长时间内持续释放药物以达到长效作用的制剂。目前，缓释剂的形式主要有微胶囊、微球、微粒、纳米微胶球和膜等。

2. 缓释剂的特点

缓释剂具有给药次数少、药物浓度波动较小、给药途径多样化、刺激小且效果持久、安全等优点，因而受到广大科研工作者的密切关注。在上市和开发的各种缓释剂中，目前主要以口服缓释系统、透皮给药系统、靶向给药系统为主要研究方向。

二、配方及制备

氯硝柳胺缓释剂的制备方法主要有两种。

1. 锯木屑氯硝柳胺缓释剂

所用原材料为 50%氯硝柳胺乙醇胺盐可湿性粉剂、锯木屑、助浮材料和黏合剂等。将锯木屑过筛除去木块，干燥后与其他材料充分混匀，用自制机械将之压制成圆形饼状（3 cm×8 cm），药物含量为25%，中间留一个0.5 cm的圆孔，便于现场投放和固定。

2. 氯硝柳胺缓释球

所用原材料为50%氯硝柳胺乙醇胺盐可湿性粉剂、红壤、黏合剂（聚乙烯醇）。按一定比例组合，将原材料制成直径2.5 cm、重15～16 g、含药量为25%的药球，干燥后浸入酚醛树脂中滚动几次，取出再干燥即为氯硝柳胺缓释球。

三、研究进展

阳桂芬等考察了氯硝柳胺缓释球杀灭血吸虫尾蚴的效果。研究者借助氯硝柳胺与红壤、黏合剂和树脂等制成缓释球，在血吸虫病易感地带进行了连续两年的杀尾蚴试验。研究发现，投放氯硝柳胺缓释球前两年，水体小白鼠感染率均为100.0%，平均虫荷分别为 9.39 条/鼠和 7.09 条/鼠。投放氯硝柳胺缓释球后 30 天，水体小白鼠感染率分别为 4.76% 和 15.63%，平均虫荷分别为 0.10 条/鼠和 0.91 条/鼠，表明氯硝柳胺缓释球能有效杀死水体中的尾蚴。该氯硝柳胺缓释球制剂价格低廉、制作简单，对人、畜与植物均无害，是值得推广使用的氯硝柳胺应用剂型。

熊海波等为降低血吸虫病易感地带的灭螺成本，防止人群感染血吸虫病，根据血吸虫尾蚴聚集于水面的生态特点，在阳桂芬等的研究基础上研制出了锯木屑氯硝柳胺缓释剂，用于杀灭血吸虫尾蚴。研究者以锯木屑为载体，加入氯硝柳胺制成漂浮型氯硝柳胺缓释剂。研究发现，该种氯硝柳胺缓释剂室内观察 6 个月不崩解，可漂浮 2 个月，药物缓慢释放时间在 3 个月以上，为血吸虫病易感地带灭蚴提供了一种长效经济的新方法。

第六节　展　膜　油　剂

一、概述

1. 展膜油剂的概念

展膜油剂（spreading oil preparation）是在溶剂中加入相应的药物助剂，使用时在水面能形成一层油膜，并迅速扩散的制剂。

在我国商品化的展膜油剂品种很少，目前仅研发出 8% 噻嗪酮展膜油剂、30% 稻瘟灵展膜油剂、5% 吡虫啉展膜油剂、1% 杀螺胺展膜油剂、15% 苄·乙展膜油剂及 25% 噁草·丙草胺展膜油剂等少数几种产品。

2. 展膜油剂的特点

展膜油剂使用十分方便和省力，施药采用滴洒方式，施药区域平均分为 10～15 个等距离施药点，无须兑水稀释或者任何药械，仅需直接将药液滴入水中，药液在水面迅速扩散并吸附在杂草叶面上，到达靶标，发挥药效。

展膜油剂极大地降低了施药劳动强度，提高了施药效率，使人们从传统繁重的施药工作中解脱出来，并且降低了成本。展膜油剂最突出的优点是不受天气影响，即使防治时期是阴雨天也可以直接用药，只需保证稻田中的水不超出田埂高度即可。

二、配方及制备

氯硝柳胺展膜油剂的组成主要包括氯硝柳胺（1%～10%）、溶剂（5%～25%）、非离子表面活性剂（1%～20%）、成膜助剂（1%～10%）、油酸酯（补足至100%）。

具体的制作方法：将氯硝柳胺、非离子表面活性剂、成膜助剂、溶剂和油酸酯混合，在加热搅拌的条件下将氯硝柳胺完全溶解于溶剂中。其中，加热搅拌时的温度为40～80℃，搅拌速度为50～100 r/min。

所制备的氯硝柳胺展膜油剂的主要技术参数见表2-3。

表2-3 氯硝柳胺展膜油剂的主要技术参数

指标名称	技术质量指标
外观	透明
分解率/%	<5%
表面张力（35℃）/（mN/m）	20～28
油/水界面张力/（mN/m）	0.1～0.27
铺展速度/（cm/s）（滴加3.6 μl）	6～11
铺展面积/cm² （滴加3.6 μl）	25 000～30 000
热贮稳定性（54℃±2℃，14天）	无沉淀、结晶和分层现象
冷藏稳定性（0℃，7天）	无沉淀、结晶和分层现象

三、研究进展

邢云天等考察了氯硝柳胺展膜油剂水面杀尾蚴效果（图2-7）。研究者将氯硝柳胺展膜油剂用乙醇稀释成有效浓度为1.25 mg/L和0.62 mg/L的溶液,各取10 μl溶液加入含有尾蚴的24孔培养板中，使各孔中氯硝柳胺浓度分别为$6.25×10^{-3}$ mg/L和$3.13×10^{-3}$ mg/L，观察不同时间尾蚴的存活情况。研究发现，氯硝柳胺展膜油剂浓度为$6.25×10^{-3}$ mg/L时，1 min尾蚴全部死亡。当浓度为$3.13×10^{-3}$ mg/L时，1 min、2 min、3 min、5 min、10 min、20 min、30 min尾蚴死亡率分别为0、1.39%、13.89%、19.44%、43.06%、69.44%、79.17%，说明氯硝柳胺展膜油剂经稀释后，在氯硝柳胺浓度极低的情况下，即可快速杀死水面尾蚴，同时该剂型向水下扩散缓慢，水下氯硝柳胺浓度较低，在水面灭蚴的同时，对水体中其他水生动物毒性低。因此，此剂型施药简单、使用剂量小、水面滞留时间长并具有较好的水面杀蚴作用，可用于现场水面杀蚴，阻断血吸虫病的传播。

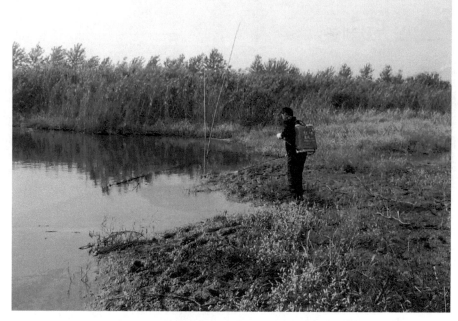

图 2-7　现场展膜油剂喷药杀灭日本血吸虫尾蚴

彭国华等对 1% 氯硝柳胺展膜油剂杀灭尾蚴效果进行了实验室初步观察。研究者取 100 ml 30℃ 去氯水加入直径 15 cm 的平皿中，然后加入 1% 氯硝柳胺展膜油剂 5 μl，再用接种环挑取一环人工逸出的尾蚴于平皿中央，立即在解剖镜下观察尾蚴全部死亡所需要的时间，并对加入 1% 氯硝柳胺展膜油剂放置 0 h、24 h、48 h 后的杀蚴效果进行观察。研究发现，放置 3 个不同时间段的 1% 氯硝柳胺展膜油剂均能在 3 min 内将尾蚴全部杀死，灭蚴效果差异无统计学意义（$F=0.062$，$P>0.05$），对照组尾蚴 48 h 仍有活性，说明 1% 氯硝柳胺展膜油剂对血吸虫尾蚴具有明显的杀灭作用且持效的特点。

第七节　片　　剂

一、概述

1. 片剂的概念

片剂（tablet）是指药物与辅料均匀混合后压制而成的片状制剂。其外观有圆形的，也有其他形状的（如椭圆形、三角形、菱形等），是现代药物制剂中应用最为广泛的剂型之一。

近年来，随着科学技术的蓬勃发展，对片剂的成形理论也有了深入研究，随之出现了多种新型辅料、新型高效压片机等，推动了片剂品种的多样化，提高了片剂的质量，实现了连续化规模生产。

2. 片剂的特点

片剂的主要特点如下：

（1）剂量准确，含量均匀，以片数作为剂量单位。

（2）化学稳定性较好。因为体积较小、致密，受外界空气、光线、水分等因素的影响较小，必要时通过包衣加以保护。

（3）携带、运输、使用均较方便。

（4）生产的机械化、自动化程度较高，产量大，成本及售价较低。

（5）可以制成不同类型的各种片剂，如分散片（速效）、控释片（长效）、肠溶包衣片等，充分满足不同行业的需求。

二、配方及制备

氯硝柳胺片的构成组分主要包括天地香（0.5%～2%）、阿斯巴甜（0.5%～2%）、淀粉（8%～12%）、葡萄糖或蔗糖（20%～40%）、甘露醇（0.5%～2%）、硬脂酸镁（0.3%～0.8%）、氯硝柳胺（40%～60%）。

氯硝柳胺片的具体制备方法：淀粉内外加法，湿法17目制粒，65～75℃干燥2～3 h，17目整粒，天地香、阿斯巴甜和硬脂酸镁外加总混，压片。

三、研究进展

人因食入生的或未煮熟的含有带绦虫幼虫的牛肉、猪肉而感染绦虫，所致的疾病称为带绦虫病（taeniasis）。对人体致病的主要虫种包括牛带绦虫（*Taenia saginata* Goeze）、猪带绦虫（*T. solium* Linnaenus）和亚洲带绦虫（*T. asiatica*）。

瞿宁厚考察了氯硝柳胺片治疗牛肉绦虫病的效果。研究者考察了30例患者，凡服用氯硝柳胺片驱虫后在大便内发现头节而后又未继续排节片者，或者驱虫后大便内虽未查见头节，但此后5个月大便内不复有牛肉绦虫节片者，均被认为治愈。按此标准，氯硝柳胺累计治愈患者17例，显示出良好的治疗牛肉绦虫病效果。

张文忠等对氯硝柳胺片的驱虫效果进行了考察。研究发现，每日氯硝柳胺片的使用剂量为3 g的49例患者粪便中均找到了绦虫节片或绦虫卵。其中，驱出完整虫体 2 例，碎断节 19 例，说明氯硝柳胺片具有显著的驱虫效果。

龙昌平等对 37 例四川省藏区雅江县查出的带绦虫病患者采用氯硝柳胺片治疗，使用剂量为每日每人 2 g，观察其驱绦效果。研究发现，服药后检获全虫 15 例，检获节片 22 例，说明氯硝柳胺片对带绦虫病患者具有很好的治疗效果。

第八节　防　护　剂

一、概述

血吸虫病是一种接触疫水，由水中的尾蚴通过皮肤感染的寄生虫病，故可以采用涂抹防护剂来预防血吸虫的感染。常见的防护剂有霜剂、乳剂和软膏剂。

霜剂是油与水混合振荡再加入乳化剂、药物制成的半固体剂型，能够使一种液体较稳定地分散于另一种液体中，所以兼具亲脂性和亲水性。

乳剂是两种互不相溶的液体混合，其中一种液体以液滴状态分散在另一种液体中形成的非均匀分散液体制剂。

软膏剂是用适宜的基质与药物混合制成的一种均匀细腻的半固体外用剂型。

二、配方及制备

1. 霜剂

氯硝柳胺霜剂主要由硬脂酸、单硬脂酸、白凡士林、甘油和氯硝柳胺等组成。

氯硝柳胺霜剂的具体制备方法：取油性基质于 80℃ 水浴加热，配成霜剂基质。之后加入 25% 氯硝柳胺乳油，并使氯硝柳胺终浓度为 1%。

2. 乳剂

氯硝柳胺乳剂主要由乳化剂、烷基磺酸钠、苯二甲酸二丁酯和氯硝柳胺等组成。

氯硝柳胺乳剂的具体制备方法：氯硝柳胺 1 g，用乳化剂 OP 或烷基磺酸钠调成糊状，加苯二甲酸二丁酯 50 ml，加温助溶后再加水 950 ml，混匀。

三、研究进展

徐明等考察了氯硝柳胺霜剂预防血吸虫尾蚴感染的效果。研究者分别采用体外接触杀灭日本血吸虫尾蚴试验及小鼠预防血吸虫尾蚴感染试验。研究发现，氯硝柳胺霜剂对体外血吸虫尾蚴杀灭作用很强，接触 5 min 后杀灭作用即可达到 100.0%。小鼠预防血吸虫尾蚴感染试验结果显示，氯硝柳胺霜剂的保护率为 97.5%，取得了令人满意的防护效果。

参 考 文 献

鲍建国，张功华，吴维铎，等，2004. 4%氯硝柳胺乙醇胺盐粉剂现场杀灭钉螺效果观察[J]. 寄生虫病与感染性疾病，2（4）：163-165.

陈宏杰，2007. 氯硝柳胺纳米悬浮液和涂膜剂的研究[D]. 武汉：华中科技大学.

陈建农，陈凯，薛志平，等，2004. 氯硝柳胺乙醇胺盐粉剂在丘陵山区杀螺效果[J]. 中国血吸虫病防治杂志，16（5）：386，388.

陈世军，李水明，吴晓军，等，2008. 丘陵山区氯硝柳胺乙醇胺盐粉剂反复喷粉灭螺效果[J]. 中国血吸虫病防治杂志，20（6）：459-461.

陈甜甜，2011. 除虫脲水悬浮剂的物理稳定性及机理研究[D]. 泰安：山东农业大学.

戴建荣，梁幼生，李洪军，等，2005. 氯硝柳胺悬浮剂浸杀钉螺螺卵和幼螺效果的研究[J]. 中国血吸虫病防治杂志，17（1）：39-41.

戴建荣，梁幼生，李洪军，等，2007. 氯硝柳胺悬浮剂的毒性评价[J]. 中国血吸虫病防治杂志，19（6）：415-417.

戴建荣，汪伟，李洪军，等，2009. 氯硝柳胺悬浮剂杀灭曼氏血吸虫中间宿主光滑双脐螺效果观察[J]. 中国血吸虫病防治杂志，21（1）：15-18

戴建荣，徐年凤，梁幼生，等，2003. 氯硝柳胺悬浮剂的研制及其杀螺效果评价[J]. 中国血吸虫病防治杂志，15（1）：3-6.

冯锡光，李炳桂，李文豹，等，2015. 5%杀螺胺乙醇胺盐颗粒剂云南山区现场杀螺效果[J]. 中国血吸虫病防治杂志，27（2）：129-133.

付正银，何亮才，王加松，等，2007. 氯硝柳胺乙醇胺盐粉剂土表土层灭螺效果观察[J]. 中国血吸虫病防治杂志，19（1）：74-75.

何亮才，荣先兵，王加松，等，2006. 氯硝柳胺乙醇胺盐粉剂浸杀加坡面喷粉灭螺效果观察[J]. 中国血吸虫病防治杂志，18（4）：303-304.

贺泳，高金彬，朱玉芳，等，2014. 氯硝柳胺粉剂湖滩喷洒近期灭螺效果研究[J]. 江苏科技信息，（22）：21-22.

黄轶昕，洪青标，孙乐平，等，2003. 氯硝柳胺乙醇胺盐粉剂杀灭钉螺效果的研究[J]. 中国血吸虫病防治杂志，15（4）：255-258.

黄轶昕，孙乐平，洪青标，等，2004. 氯硝柳胺乙醇胺盐粉剂江滩春季提前灭螺效果研究[J]. 中国血吸虫病防治杂志，16（5）：334-337.

刘心胜，张世清，汪天平，等，1994. 氯硝柳胺乙醇胺盐可湿性粉剂杀螺效果实验观察[J]. 中国血吸虫病防治杂志，6（1）：13-15.

刘永元，徐海根，华雪涛，等，2007. 氯硝柳胺悬浮剂现场喷洒灭螺效果观察[J]. 热带病与寄生虫学，5（2）：111-112.

刘元元，郝智慧，张瑞丽，等，2011. 复方氯硝柳胺驱虫片临床药效学试验[J]. 畜牧与兽医，43（1）：75-76.

龙昌平，肖宁，李调英，等，2014. 四川藏区联合用药治疗带绦虫感染的效果观察[J]. 中国病原生物学杂志，9（11）：1000-1003.

彭国华，胡主花，鲍子平，等，2012. 氯硝柳胺展膜油剂杀血吸虫尾蚴效果[J]. 中国血吸虫病防治杂志，24（3）：368，370.

瞿宁厚，1982. 氯硝柳胺治疗牛肉绦虫病的临床报告[J]. 四川医学，3（2）：93.

神学慧，张联恒，纪长生，等，2003. 氯硝柳胺悬浮剂现场喷洒灭螺效果观察[J]. 中国血吸虫病防治杂志，15（4）：

321.

田学根，潘新平，柯兆明，等，2007. 氯硝柳胺可湿性粉剂不同方法现场灭螺效果研究[J]. 热带病与寄生虫学，5（2）：97-98.

王加松，何亮才，荣先兵，等，2006. 氯硝柳胺乙醇胺盐粉剂及喷粉法在湖沼水网地区灭螺效果观察[J]. 中国血吸虫病防治杂志，18（2）：154-156.

卫文学，袁建芬，陈建农，等，2005. 丘陵山区果园应用氯硝柳胺悬浮剂喷洒灭螺效果观察[J]. 中国血吸虫病防治杂志，17（4）：304-305.

吴荣凤，肖敏，戴建荣，2014. 5%杀螺胺乙醇胺盐颗粒剂江滩现场灭螺效果[J]. 中国血吸虫病防治杂志，26（5）：573-574.

席金玉，蒙先洪，吴子松，等，2001. 四川安徽两地产氯硝柳胺乙醇胺盐可湿性粉剂杀螺效果比较[J]. 实用寄生虫病杂志，9（4）：162-163.

谢朝勇，高原，纵兆民，等，2004. 氯硝柳胺乙醇胺盐粉剂秋季喷粉灭螺效果观察[J]. 中国血吸虫病防治杂志，16（4）：298-299.

邢云天，戴建荣，戴洋，等，2013. 5%杀螺胺乙醇胺盐颗粒剂的制备及其杀螺效果[J]. 中国血吸虫病防治杂志，25（5）：473-476.

邢云天，戴洋，李幼子，等，2012. 氯硝柳胺展膜油剂水面分布及杀尾蚴效果观察[J]. 中国血吸虫病防治杂志，24（4）：410-414.

熊海波，张贵新，李文锋，等，2007. 锯木屑氯硝柳胺缓释剂研制及杀血吸虫尾蚴的效果[J]. 热带医学杂志，7（8）：748-752.

徐明，许永良，沈林南，2004. 氯硝柳胺等涂肤剂防御血吸虫尾蚴感染实验观察[J]. 寄生虫病与感染性疾病，2（4）：181-182.

阳桂芬，刘启立，吴昭武，等，1997. 氯硝柳胺缓释球研制与杀血吸虫尾蚴的效果观察［J]. 实用预防医学，4（3）：137-138.

殷关麟，罗秉荣，杨忠，等，2006. 氯硝柳胺悬浮剂大山区杀螺效果观察[J]. 中国血吸虫病防治杂志，18（1）：52-55.

张保华，2013. 苯醚甲环唑悬浮剂稳定体系构建与性能评价[D]. 泰安：山东农业大学.

张世清，汪天平，李启杨，等，1995. 氯硝柳胺乙醇胺盐可湿性粉剂灭螺效果观察[J]. 中国血吸虫病防治杂志，7（4）：228.

张文忠，路应连，张青云，等，1985. 带绦虫病150例的治疗[J]. 寄生虫学与寄生虫病杂志，3（4）：271.

周敬东，2005. 氯硝柳胺乙醇胺盐粉剂江滩汛期应急性灭螺效果观察[J]. 上海预防医学，17（12）：581.

第三章

氯硝柳胺的环境行为

随着氯硝柳胺在疫区现场长期、大规模使用，其是否会对非目标生物和生态环境造成影响，目前已引起科研工作者的广泛关注。对氯硝柳胺开展环境化学行为及其影响因素的研究，不但可以详细了解其在环境中的迁移转化过程，全面评价其在环境中的归宿及存在的或潜在的污染风险，而且为我国安全合理使用氯硝柳胺提供了基础性研究。该类研究不仅关系到生活在血吸虫病疫情流行区中的人和其他生物安全，还关系到血吸虫病防治事业的可持续发展。本章将结合国内外的研究成果，对氯硝柳胺的环境行为进行介绍。

第一节　在水体中的行为

地球上的水域面积占 70% 左右，施于环境中的农药会通过径流、渗透、冲刷等多种途径进入水体，造成水体污染，对水生生物和水生态系统产生严重的影响。农药在水体中的化学行为主要包括降解、吸附、生物富集和挥发等，而降解又包括微生物降解、化学降解与光降解，其中降解是评价农药在水体中残留特性的重要指标，其降解速率受农药的性质与水环境条件等多种因素的制约。

一、在水体中的水解

一般来说，农药在水体中的化学降解主要是水解反应，且受水环境条件等多种因素的影响。氯硝柳胺在避光条件下具有化学稳定性。Mohamed AE 等研究了氯硝柳胺在水溶液中的水解及反应动力学。研究发现，在 20℃ 条件下，氯硝柳胺在浓度为 0.5 mol/L 的 NaOH 溶液中，降解半衰期为 19 天。在室温条件下，氯硝柳胺在 pH 为 5.0、7.0、9.0 的缓冲液中存放 120 天，其有效成分未检测到损失。

Schultz DP 等将 [14]C 标记的氯硝柳胺分别溶于用蒸馏水配制的 pH 为 5.0、6.9、8.7 和用池塘水配制的 pH 为 7.8 的缓冲液中，避光培养 56 天后没有检测到氯硝柳胺降解。Muir DC 等发现氯硝柳胺在天然水和沉积物中能够快速降解，而在经过高压灭菌的样品中则未见有降解，说明在实验室避光条件下氯硝柳胺的降解主要是依靠土壤中的微生物，水解作用很弱。

二、在水体中的光解

农药施加到环境中，会因受到太阳光的照射而发生光化学降解，光稳定性已成为农药环境安全性评价的重要内容之一。在太阳光谱中，波长在 290～450 nm 的紫外线是诱导农药发生光化学降解的最重要谱线，因为这些波长范围内谱线的光辐射能恰好符合许多农药分子化学键断裂的要求。光化学降解影响农药的稳定性和持效，涉及其在环境中的残留、转归和安全评价。因此，对农药开展光化学降解研究具有很强的现实指导意义。

Graebing PW 研究发现氯硝柳胺正是由于结构中的酰胺键对光敏感，才能够见光分解。氯硝柳胺在水中光解受到水环境因素的影响。在无菌条件下，氯硝柳胺在 pH=5 缓冲液中光解半衰期分别是 pH=9 缓冲液的 4.3 倍、pH=7 缓冲液的 1.5 倍，表明氯硝柳胺在酸性环境中更易降解。采用同位素示踪法对氯硝柳胺在 pH=9 缓冲液中的光解进行分析，研究发现氯硝柳胺的光解途径为酰胺键断裂后，形成 5-氯水杨酸和 2-氯-4-硝基苯胺。二者进一步裂解为草酸、顺丁烯酸、乙醛酸、乙二醛等含 2～4 个碳的产物，之后再逐渐降解为终产物二氧化碳和水。

曹建平等借助同位素示踪技术解析氯硝柳胺乙醇胺盐在水体中的稳定性及测定光解终产物 CO_2 的变化。实验人员分别配制 pH=5 的 0.05 μg/ml、pH=7 的 0.5 μg/ml、pH=9 的 2.5 μg/ml 氯硝柳胺乙醇胺盐溶液，采用氙灯光源模拟日光照射，照射上述氯硝柳胺乙醇胺盐溶液，照射 8 h、16 h、24 h、32 h、40 h、48 h、72 h 后，分别测定氯硝柳胺乙醇胺盐溶液在光解管顶的气态样品，采用 GasBench Ⅱ进样针插入直接分析。液体样品则取 2.5 ml 注入用高纯氦吹过的密封顶空样品瓶中，用加酸泵滴加无水磷酸，在 30℃超声反应 1 h，再插入 GasBench Ⅱ进样针进行分析（图 3-1）。与 DELTA[PLUS] XP 稳定同位素质谱仪联用测定光解产物 CO_2 的量及碳稳定同位素。研究发现，在氙灯光光照条件下，pH=7 的 0.5 μg/ml 和 pH=9 的 2.5 μg/ml 氯硝柳胺乙醇胺盐溶液的光解，随光照时间延长而增加，CO_2 的量也增加，并呈线性增长，72 h 时其产量接近氯硝柳胺乙醇胺盐的实际产量。同位素结果显示，随着光照时间的延长，CO_2 的碳同位素值逐渐变负，72 h 时接近氯硝柳胺乙醇胺盐原药的碳同位素值，为–25.36±0.11，光降解已接近完全。而 pH=5 的 0.05 μg/ml 氯硝柳胺乙醇胺盐溶液的光解，随着光照时间延长而增加，CO_2 的量也在增加，但其产量超出了氯硝柳胺乙醇胺盐的实际产量。同位素结果显示，随着光照时间的延长，产出 CO_2 的碳同位素值逐渐变负，但在光照 16 h 后其产 CO_2 的碳同位素值较氯硝柳胺乙醇胺盐的碳同位素值偏负，说明氯硝柳胺乙醇胺盐能够在水中快速光解，终产物为 CO_2。

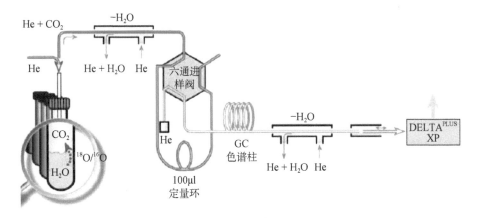

图 3-1　GasBench Ⅱ 与 DELTA^{PLUS} XP 联用测定 CO_2 流程

戴建荣等考察了氯硝柳胺乙醇胺盐在水体中的光解规律。研究人员在实验室配制了 pH=5 的 0.05 μg/ml、pH=7 的 0.5μg/ml 和 pH=9 的 2.5 μg/ml 氯硝柳胺乙醇胺盐溶液，采用氙灯光源模拟日光照射，照射 0 h、0.5 h、1 h、2 h、4 h、8 h、16 h、24 h、48 h、72 h、96 h 后采集光解液，采用高效液相色谱法测定光解液中氯硝柳胺乙醇胺盐含量，同时设无光照对照试验，计算其半衰期。研究发现，在氙灯光光照条件下，氯硝柳胺乙醇胺盐快速降解，照射 8 h 三种 pH 的氯硝柳胺乙醇胺盐溶液下降率分别为 83.4%、78.8% 和 41.3%，照射 24 h 下降率分别为 92.1%、88.5% 和 95.8%。pH=5 的氯硝柳胺乙醇胺盐溶液半衰期为 8.98 h，pH=7 的为 10.34 h，pH=9 的为 9.16 h。无光照条件下放置 12 天，溶液浓度稳定，说明氯硝柳胺乙醇胺盐可在水中快速光解。同时，水的硬度也影响氯硝柳胺在水中的光解速率。自然光照射 16 h 后，硬度大的水中氯硝柳胺浓度减少 57%，而硬度小的水中减少 80%。

贾悦对水中氯硝柳胺的降解规律分别进行了实验室和现场研究。在实验室研究阶段，研究者将初始浓度为 0.05 mg/L 的氯硝柳胺水溶液置于 25℃±1℃ 培养箱中，分别给予 1000 lx 和 6000 lx 光照强度照射，0 h、24 h、48 h、72 h、120 h、168 h、216 h、360 h 取样检测，研究不同光照强度对氯硝柳胺降解的影响。将体积为 0.5 L、1.0 L、2.0 L，初始浓度为 0.05 mg/L 的氯硝柳胺水溶液置于 25℃±1℃

培养箱中，给予 6000 lx 光照强度照射，于 0 h、24 h、48 h、72 h、120 h、168 h、216 h、360 h 取样检测，研究不同水体体积对氯硝柳胺降解的影响。将初始浓度为 0.05 mg/L、0.10 mg/L、0.25 mg/L 的氯硝柳胺水溶液置于 25℃±1℃ 培养箱中，给予 6000 lx 光照强度照射，0 h、24 h、48 h、72 h、120 h、168 h、216 h、360 h 取样检测，研究不同初始浓度氯硝柳胺在水体中的降解。将 pH 分别为 5、6、7、8、9，初始浓度为 0.05 mg/L 的氯硝柳胺水溶液置于 25℃±1℃ 培养箱中，给予 6000 lx 光照强度照射，0 h、24 h、48 h、72 h、120 h、168 h、216 h、360 h 取样检测，研究不同 pH 对其降解的影响。将初始浓度为 0.05 mg/L 的氯硝柳胺水溶液分别置于温度为 15℃±1℃、25℃±1℃、35℃±1℃ 培养箱中，给予 6000 lx 光照强度照射，0 h、24 h、48 h、72 h、120 h、168 h、216 h、360 h 取样检测，研究不同温度对氯硝柳胺降解的影响。将水土比分别为 20∶1、15∶1、10∶1、5∶1，初始浓度为 0.50 mg/L 的氯硝柳胺水溶液置于 25℃±1℃ 培养箱中，给予 6000 lx 光照强度照射，0 h、24 h、48 h、72 h、120 h、168 h、240 h 取样检测，研究不同水土比例对氯硝柳胺降解的影响。研究发现，随着时间的延长，氯硝柳胺在不同处理水中的含量均逐渐下降。当光照强度由 1000 lx 增加到 6000 lx，氯硝柳胺的降解半衰期由 7.20 天缩短至 6.17 天。当水体体积从 0.5 L 增大至 2.0 L，其降解半衰期由 5.83 天延长至 6.96 天。当初始浓度由 0.05 mg/L 增加至 0.25 mg/L，其降解半衰期由 6.19 天延长至 7.20 天。当水样 pH 由 5 增加至 9，其降解半衰期由 5.71 天延长至 7.13 天。当水体温度由 15℃±1℃ 上升至 35℃±1℃，其降解半衰期由 6.89 天缩短至 5.86 天。当水土比例由 5∶1 增大到 20∶1，其降解半衰期由 4.47 天延长至 5.76 天（图 3-2）。

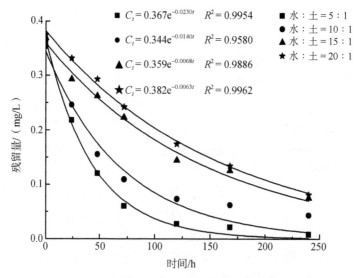

图 3-2　不同水土比例下氯硝柳胺降解拟合曲线

多元回归分析显示，以上处理因素的差异对水体中氯硝柳胺降解半衰期的影响均有统计学意义（$P<0.05$），对降解半衰期的影响大小为土壤>pH>初始浓度>光照强度>水体体积>温度。氯硝柳胺在水中的降解符合一级反应动力学方程，水体体积增大、药物初始浓度增加，氯硝柳胺的降解速率均会减慢。而环境温度升高、光照强度增大、酸性环境及土壤的存在对其降解都有促进作用。

在现场水体降解规律研究阶段，研究者于 2011 年 9 月在镇江江心洲江滩上选择了 2 个体积为 0.63 m³ 和 0.82 m³ 的水塘，按照体积计算氯硝柳胺有效浓度，分别以剂量 0.25 mg/L 和 0.50 mg/L 投入 25%氯硝柳胺悬浮剂（SCN）和 50%氯硝柳胺乙醇胺盐可湿性粉剂（WPN），并搅拌均匀。以投药时开始计时，分别于 0 天、1 天、2 天、3 天、4 天、5 天、6 天、7 天、8 天、9 天、10 天、15 天、20 天、25 天和 30 天采集水样，其中 0～10 天的白天每隔 4 h 采集一次水样，10 天后每 5 天采集一次水样。每个水塘各设 5 个平行采样点，采集 5 ml 水样于 10 ml 试管中，按照固相萃取-高效液相色谱法分析检测。2012 年 5 月进行二次试验，但 SCN 和 WPN 投药浓度分别为 0.50 mg/L 和 1.00 mg/L，观察时间为 120 h，其余同上。研究发现，随着处理时间的延长，SCN 和 WPN 在水体中的含量均逐渐下降，2011 年 SCN 在水体中的降解半衰期为 5.15 天，降解速率常数为 0.0116。WPN 在水体中的降解半衰期为 5.41 天，降解速率常数为 0.0089。2012 年 SCN 在水体中的降解半衰期为 4.79 天，降解速率常数为 0.0166；WPN 在水体中的降解半衰期为 4.77 天，降解速率常数为 0.0170，说明氯硝柳胺在水中属于较易降解类药物，在水中滞留时间较短，较为安全。

第二节　在土壤和沉积物中的行为

土壤是农药在环境中的"贮藏库"和"集散地"，当农药在土壤中的残留蓄积到一定程度，就会对生态环境造成影响。残留在土壤中的农药除了通过挥发、扩散、迁移、转化等途径进入大气、地表水和地下水外，还可通过生物富集和食物链进入人体，最终危及身体健康。因此，研究农药在土壤中的环境化学行为具有重要意义。本节对氯硝柳胺在土壤和沉积物中的化学行为进行介绍，供读者参考。

一、在河流/沉积物中的降解

Muir DC 将 ¹⁴C 标记的氯硝柳胺施加到江河和池塘沉积物中，分别进行富氧和无氧孵育，128 天后检测发现氯硝柳胺在沉积物中的降解半衰期为 1.1～3.9 天，在水中的降解半衰期为 0.83 天，主要降解产物为氨基氯硝柳胺（2′, 5-二氯-4-氨基水杨酰苯胺），无氧条件下该产物含量明显大于富氧条件。另外一个降解产物硝基氯硝柳胺（2-氯-4-硝基苯胺）也能够检测到，但在沉积物中没有检测到 5-氯水杨酸。

Graebing PW 采用同位素示踪法分别研究了在有氧条件和无氧条件下，氯硝柳胺在水/沉积物中的降解情况。在有氧条件下，同位素标记 2-氯苯甲酸酯和 2-氯-4-硝基苯胺测定氯硝柳胺降解半衰期为 4.9 天和 5.4 天，而无氧条件下则分别为 0.65 天和 2.79 天。两种处理条件下降解产物均为氨基氯硝柳胺。在水/沉积物中还检测到两种含量很低的未知产物，其在液相色谱中的保留时间为 3 min 和 5 min，该产物与氯硝柳胺在水中光解所检测到的物质相似。

二、在土壤中的降解

有关氯硝柳胺在土壤中的降解途径尚未阐明，但研究发现其降解速率与土壤环境因素关系显著。Frank MP 等研究了土壤湿度和深度对氯硝柳胺降解速率的影响，发现氯硝柳胺在干燥土壤中降解的半衰期是湿润土壤的 2～5 倍。无论湿润土壤还是干燥土壤，土壤深度和氯硝柳胺的半衰期都呈线性关系，但前者的线性范围小于后者。Graebing P 等也发现化学肥料与土壤成分对氯硝柳胺的降解速率有影响。

与土壤成分相比，水分的存在更能影响氯硝柳胺的降解，氯硝柳胺在湿润土壤中的降解产物为氨基氯硝柳胺、羟基氯硝柳胺和 5-氯水杨酸。在富含硝酸钠、铁、腐植酸等肥料的湿润土壤中，随着肥料浓度的增加，氯硝柳胺降解半衰期仅有轻微增加，而在富含上述肥料的干燥土壤中，未检测到氯硝柳胺降解发生，这表明土壤中的有机成分对氯硝柳胺的降解作用比肥料的作用大。

何明祯等分析了堆敷灭螺法氯硝柳胺在土壤中的分布和随时间的变化趋势。研究者在四川省普格县特兹乡选择 6 个试验点，实施氯硝柳胺堆敷灭螺，施药剂量分别为 16 g/m²、8 g/m²、4 g/m²、2 g/m²、1 g/m²、0 g/m²。采集的土壤样品经超声萃取、离心、浓缩以后用高效液相色谱测定其含量。研究发现，各施药组土壤中氯硝柳胺含量的标准差均较大，各组表层土与深层土氯硝柳胺的含量差异均无统计学意义（$P > 0.05$）。4 g/m² 组施药后 5 个月，土壤中还能检测到氯硝柳胺，而低剂量组施药后已经检测不到氯硝柳胺。

贾悦对土壤中氯硝柳胺的降解规律分别进行了实验室研究和现场研究。在实验室研究阶段，研究者将含水量分别为 10%、30%、50%、70% 和 90%，初始浓度 5.0 mg/kg 的氯硝柳胺土样置于 25℃±1℃避光培养箱中，于 0 天、1 天、3 天、7 天、10 天、15 天、20 天、30 天取样检测，研究土壤含水量对氯硝柳胺降解的影响。研究发现，随着时间的延长，氯硝柳胺在不同处理土壤中的含量均逐渐下降。当土壤含水量由 10% 增加至 90%，氯硝柳胺的降解半衰期也对应从 4.26 天缩短至 2.41 天（图 3-3）。

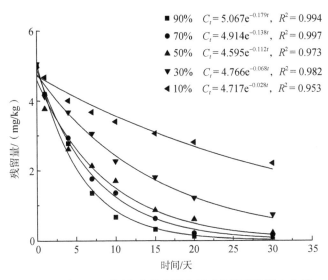

图 3-3　不同含水量土壤中氯硝柳胺降解拟合曲线

将初始浓度为 5.00 mg/kg、含水量为 30% 的氯硝柳胺土样分别置于 15℃±1℃、25℃±1℃、35℃±1℃ 避光培养箱中，于 0 天、1 天、3 天、7 天、10 天、15 天、20 天、30 天取样检测，研究土壤温度对氯硝柳胺降解的影响。当土壤温度由 15℃±1℃ 升高至 35℃±1℃，其降解半衰期由 4.40 天缩短至 2.83 天（图 3-4）。而当初始浓度由 1.0 mg/kg 增加到 10.0 mg/kg，降解半衰期从 3.21 天延长至 3.45 天。

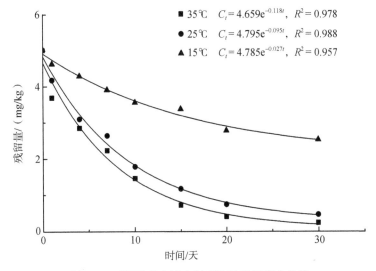

图 3-4　不同温度土壤中氯硝柳胺降解拟合曲线

将初始浓度为 5.0 mg/kg、含水量分别为 30%的灭菌土样和未灭菌土样置于 25℃±1℃避光培养箱中，于 0 天、1 天、3 天、7 天、10 天、15 天、20 天、30 天取样检测，研究土壤微生物对氯硝柳胺降解的影响。在未灭菌土壤中，氯硝柳胺的降解半衰期为 3.27 天，短于在灭菌土壤中的半衰期（4.89 天），其在未灭菌土壤与灭菌土壤中的降解速率常数分别为 0.0758 和 0.0151（图 3-5）。

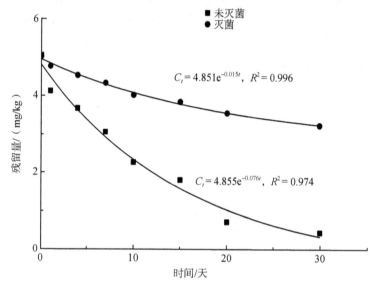

图 3-5　灭菌和未灭菌土壤中氯硝柳胺降解拟合曲线

多元回归分析显示，初始浓度的差异对降解半衰期的影响无统计学意义（$P > 0.05$），含水量、温度和土壤微生物的差异对氯硝柳胺降解半衰期的影响均有统计学意义（$P < 0.05$），且影响大小为含水量>土壤微生物>温度。氯硝柳胺在土壤中的降解符合一级反应动力学方程，土壤含水量、环境温度的增加及土壤微生物的存在都有利于氯硝柳胺的降解，而药物初始浓度增加，降解半衰期则延长。现场试验阶段：以剂量 1 g/m² 在 2 个面积均为 24 m² 的试验区上均匀喷洒 25%氯硝柳胺悬浮剂（SCN）和 50%氯硝柳胺乙醇胺盐可湿性粉剂（WPN），分别观察氯硝柳胺在土壤中的分布和降解。氯硝柳胺在土壤中分布的采样深度为 1 cm、2 cm、3 cm、4 cm、5 cm、6 cm、7 cm、8 cm、9 cm、10 cm、11 cm、12 cm、13 cm、14 cm、15 cm，采样时间为 0 h、24 h、48 h。其在土壤中降解的采样深度为 1 cm、5 cm、10 cm、15 cm，采样时间为 0 天、1 天、2 天、3 天、4 天、5 天、6 天、7 天、8 天、9 天、10 天、15 天、20 天、25 天和 30 天，每个采样点采集厚度为 1cm、面积为 5 cm×5 cm 的土样，装入清洁密封袋中，保存在–20℃环境下立即带回实验室检测。研究发现，SCN 和 WPN 喷洒在土壤上，主要分布在 0～5 cm

深度土壤中，5～15 cm 土层药量较少，随着采样深度的增加，土壤中氯硝柳胺的含量逐渐减少。SCN 在 1 cm 深度土壤中的降解半衰期为 2.23 天，降解速率常数为 0.214；在 5 cm 深度土壤中的降解半衰期为 3.35 天，降解速率常数为 0.070；在 10 cm 深度土壤中的降解半衰期为 3.38 天，降解速率常数为 0.068；在 15 cm 深度土壤中的降解半衰期为 2.40 天，降解速率常数为 0.182。WPN 在 1 cm 深度土壤中的降解半衰期为 2.42 天，降解速率常数为 0.177；在 5 cm 深度土壤中的降解半衰期为 3.47 天，降解速率常数为 0.062；在 10 cm 深度土壤中的降解半衰期为 3.04 天，降解速率常数为 0.096；在 15 cm 深度土壤中的降解半衰期为 3.38 天，降解速率常数为 0.068。氯硝柳胺喷洒在土壤中，主要分布在 0～5 cm 深度土壤中，在土壤中属于易降解类药物，不会在土壤中长期滞留。

三、在土壤中的吸附-解吸附

Muir DC 等对氯硝柳胺在 5 种不同的池塘和河流沉积物中进行吸附试验，研究发现，氯硝柳胺在沉积物中振荡 4～7.5 h 后达到吸附平衡，吸附程度与沉积物的类型有关，平均吸附系数（K_{oc}）为 3111±1552（pH 为 6.8～7.8，有机碳为 1.9%～2%）。Dawson VK 等也对此进行了研究，发现氯硝柳胺的吸附程度与 pH、温度、沉积物类型有关。pH 为 9.0 的沙质沉积物、pH 为 6.5 的淤泥沉积物，吸附系数分别为 148 和 2213，吸附系数与 pH 呈负相关（$P<0.05$）。温度为 5℃时，氯硝柳胺在沉积物中的吸附程度比 20℃略高。吸附程度和沉积物有机质含量高度相关（$r^2=0.890$）。解吸附试验发现，氯硝柳胺能够紧密吸附在沉积物中，且在有机质含量高的沉积物中更易吸附。氯硝柳胺在 pH 高的沉积物中则较易移动。

第三节　生物代谢降解

一、在人体内代谢降解

氯硝柳胺在人体中主要通过胃肠道吸收，也可通过皮肤渗透、飞沫吸入等方式吸收。人群一次性口服 2000 mg [14]C 标记的氯硝柳胺，4 天内有 2%～25% [14]C 标记的代谢物经尿液排出，剩余部分在 1～2 天可通过粪便全部排出。血浆中氯硝柳胺的最高浓度为 0.25～6.00 μg/ml。体内代谢产物主要为氯硝柳胺原形、2′, 5-二氯-4′-氨基水杨酰苯胺和 2′, 5-二氯-4′-乙酰水杨酰苯胺。由此可见，氯硝柳胺在人体的代谢过程与哺乳动物相似，只有部分从消化道吸收，且被吸收部分能够很快通过肾脏排出。

二、在哺乳动物体内代谢降解

氯硝柳胺在哺乳动物体内主要通过胃肠道吸收。雄性大鼠口服氯硝柳胺后，其中 1/3 通过胃肠道吸收并转化为 2′, 5-二氯-4′-氨基水杨酰苯胺，在 24 h 内通过尿液排出体外（$t_{1/2}$=6 h），剩下的 2/3 则通过粪便排泄。羊口服氯硝柳胺哌嗪盐，在 28 h 内 40%～50% 的初始剂量可通过尿液排出体外，剩余部分在 96 h 内通过粪便排出。尿液中氯硝柳胺原形及代谢产物以葡萄糖苷酸的形式存在。大鼠在妊娠第 13 天、19 天、20 天口服氯硝柳胺，其肝脏和肾脏中能检测到高浓度氯硝柳胺和代谢产物 2′, 5-二氯-4′-氨基水杨酰苯胺。妊娠 13 天的胎鼠不能代谢氯硝柳胺，氯硝柳胺原形和代谢产物能够在妊娠 19 天、20 天的胎鼠中检测到。

氯硝柳胺不易经皮吸收。Brennan P 分别采用小型猪和大鼠进行皮肤吸收试验。研究发现，猪和鼠的尿液和排泄物中氯硝柳胺含量分别为给药剂量的 2% 和 10%。在猪和鼠皮肤中能检测到 20% 的放射性物质。仅有 6% 的放射性物质在鼠器官或者尸体中检测到，而在猪器官中却检测不到。在猪和鼠体内检测到的放射性物质回收值分别为 78% 和 57%，这些研究表明氯硝柳胺在皮肤上的吸收很差。

涂珍等通过观察氯硝柳胺口服后血药浓度的变化，考察氯硝柳胺在昆明小鼠血浆中的代谢情况。研究者将 24 只雌性昆明小鼠随机分成 8 组，每组 3 只。每只小鼠灌胃给药 0.2 ml/20 g，剂量为 120 mg/kg 体重。于给药后 0.25 h、0.5 h、1 h、2 h、4 h、8 h、16 h、24 h 眼眶采血，收集血浆，采用高效液相色谱法测定不同时间点的血药浓度，计算药峰浓度（C_{max}）、达峰时间（T_{max}）、平均滞留时间（MRT）和消除半衰期（$t_{1/2}$）等药代动力学参数。研究发现，120 mg/kg 氯硝柳胺灌胃给药后 0.25 h，小鼠血药浓度即达到（0.40±0.28）μg/ml，1 h 时达到最大值（0.91±0.34）μg/ml，到 2 h 时已降至（0.49±0.38）μg/ml，之后继续下降，16 h 后趋近于 0。MRT 为（6.78±1.47）h，$t_{1/2}$ 为（6.80±7.05）h，说明氯硝柳胺灌胃给药后，血药浓度迅速上升，1 h 可达到峰值。

三、在鱼体内代谢降解

氯硝柳胺能够很快蓄积在鱼体内，如 Hubert 等将虹鳟鱼暴露于用 ^{14}C 标记的 5 μg/L 氯硝柳胺溶液中，连续观察 35 天。在最初的 3 天内，放射性残留物能够很快在鱼肉、内脏、骨骼中蓄积。氯硝柳胺在整个鱼体中的平均生物富集因子为 215，可食用鱼肉的平均生物富集因子为 49，剩余骨骼为 194，内脏为 916，说明氯硝柳胺能够很快蓄积在虹鳟鱼体内。

　　氯硝柳胺在胆汁中能够高度蓄积。近期的氯硝柳胺代谢试验，将虹鳟鱼暴露于浓度为 0.055 mg/L ^{14}C 标记氯硝柳胺 24 h，从可食用鱼肉中提取出三种物质，即氯硝柳胺原形、与氯硝柳胺结合的葡萄糖苷酸、氯硝柳胺硫酸酯。在胆汁中发现葡萄糖苷酸以前已有报道，而在鱼肉组织中发现尚属首次，同样这也是第一次在鱼类中发现氯硝柳胺硫酸酯的形成。

　　尽管氯硝柳胺能够很快在鱼体内富集，但鱼体内残余的氯硝柳胺在暴露 12～18 h 后会很快衰退，特别是将鱼类转移到无氯硝柳胺的水体中，其体内的残留物会随着时间的推移而逐渐排泄完全。

参 考 文 献

蔡道基, 1999. 农药环境毒理学研究[M]. 北京：中国环境科学出版社.

曹建平, 李洪军, 廖慨, 等, 2010. 氯硝柳胺乙醇胺盐降解规律研究Ⅱ同位素示踪及光解终产物含量测定[J]. 中国血吸虫病防治杂志, 22（3）：251-254.

戴建荣, 2006. 氯硝柳胺新剂型的研究[D]. 南京：南京医科大学.

戴建荣, 曹建平, 李洪军, 等, 2009. 氯硝柳胺乙醇胺盐降解规律研究Ⅰ光解液氯硝柳胺乙醇胺盐含量测定[J]. 中国血吸虫病防治杂志, 21（3）：205-208.

何明祯, 周艺彪, 周颖, 等, 2010. 堆敷灭螺法土壤中氯硝柳胺含量动态变化及其实验室灭螺效果[J]. 复旦学报（医学版）, 37（1）：16-19.

贾悦, 2013. 氯硝柳胺的降解及其影响因素的研究[D]. 无锡：江苏省血吸虫病防治研究所.

贾悦, 戴建荣, 2013. 氯硝柳胺的环境行为研究进展[J]. 中国人兽共患病学报, 29（12）：1203-1207, 1211.

林玉锁, 龚瑞忠, 朱忠林, 2000. 农药与生态环境保护[M]. 北京：化学工业出版社.

涂珍, 姜斌, 薛剑, 等, 2015. 氯硝柳胺在小鼠血浆中的代谢及抗日本血吸虫尾蚴侵袭作用[J]. 中国寄生虫学与寄生虫病杂志, 33（2）：101-104.

Andrews P, Thyssen J, Lorke D, 1983. The biology and toxicology of molluscicides, bayluscide[J]. Pharmac Ther, 19（2）：245-295.

Brennan P, Johnson D, Rider S, et al, 1991. Dermal absorption of niclosamide in rats and minipigs[J]. Biopharmaceutics & Drug Disposition, 12（7）：547-556.

Dawson VK, Johnson DA, Allen JL, 1986. Loss of lampricides by adsorption on bottom sediments[J]. Can J Fish Aquat Sci, 43（8）：1515-1520.

Dawson VK, Schreier TM, Boogaard MA, et al, 2002. Rapid loss of lampricide from catfish and rainbow trout following routine treatment [J]. J Agric Food Chem, 50（23）：6780-6785.

El-Dib MA, Aly OA, 1976. Persistence of some phenylamide pesticides in the aquatic environment-Ⅰ. Hydrolysis[J]. Water Res, 10（12）：1047-1050.

Frank MP, Graebing P, Chib JS, 2002. Effect of soil moisture and sample depth on pesticide photolysis[J]. J Agric Food Chem, 50（9）：2607-2614.

Gönnert R, Strufe R, 2008. Comparative investgations of some molluscicides[M]. Chichester：John Wiley & Sons, Ltd. .

Graebing P, Frank M, Chib JS, 2002. Effects of fertilizer and soil components on pesticide photolysis[J]. J Agric Food Chem, 50（25）：7332-7339.

Graebing PW, Chib JS, Hubert TD, et al, 2004. Aqueous photolysis of niclosamide [J]. J Agric Food Chem, 52（4）: 870-878.

Graebing PW, Chib JS, Hubert TD, et al, 2004. Metabolism of niclosamide in sediment and water systems[J]. J Agric Food Chem, 52（19）: 5924-5932.

Muir DCG, Yarechewski AL, 1982. Degradation of niclosamide (2′, 5-dichloro-4′-nitrosalicylanilide) in sediment and water systems[J]. J Agric Food Chem, 30（6）: 1028-1032.

Schultz DP, Harman PD, 1978. Uptake, distribution, and elimination of the lampricide 2′, 5-dichloro-4′-nitro[^{14}C] salicylanilide (Bayer 2353) and its 2-aminoethanol salt (Bayer 73) by largemouth bass[J]. J Agric Food Chem, 26(5): 1226-1230.

第四章

氯硝柳胺的毒性

随着氯硝柳胺在血吸虫流行现场的大量应用，其所带来的环境问题和生物毒性问题逐渐引起广大科研工作者的关注。Andrews P 等对氯硝柳胺的毒性进行了系统的研究和介绍，而国内则以氯硝柳胺的急性毒性研究为主。本章主要以氯硝柳胺毒理学安全性评价的各个阶段为基础，结合国内外对氯硝柳胺毒理学的研究进行论述，为氯硝柳胺的实际应用提供参考。

第一节　急性毒性试验和局部毒性试验

一、急性毒性实验

1. 对水生生物的影响

目前用于急性毒性试验的水生生物主要有浮游生物、鱼类和两栖类等。Shiff CJ 和 Garnnet D 在津巴布韦（the Republic of Zimbabue）一个生态系统稳定的池塘中开展了氯硝柳胺乙醇胺盐对水生生物影响的研究。试验发现，氯硝柳胺乙醇胺盐投放剂量为 1 mg/L，水蚤类和桡足类幼体及介形亚纲等生物种类的数量会明显降低，而对水生昆虫幼虫、浮游甲壳生物和水藻的数量却没有明显的影响。

Harrison AD 在津巴布韦也开展了喷洒氯硝柳胺乙醇胺盐对水生生物影响的试验。研究者选取两条溪流及一个小水库进行喷洒氯硝柳胺乙醇胺盐的试验。其中，一条溪流属于软水水质，经测定 Ca^{2+} 的含量为 2～6 mg/L。另一条属于硬水水质，Ca^{2+} 的含量经测定为 20～45 mg/L。水库内的水质与软水溪流的水质类似。当氯硝柳胺乙醇胺盐在水中浓度达到 2 mg/L 时，水中软体生物、蝌蚪和鱼类等均大量死亡，其中鱼类在软水中死亡速度比在硬水中稍快，而水生昆虫幼虫、浮游甲壳生物等并未发现受到影响。

修瑞琴等采用国际标准化组织（International Organization for Standardization, ISO）规定的《水质对淡水鱼（真骨下纲，鲤科）急性致死的物质毒性的测定》第一部分静态法（ISO 7346-1：1996）和《水质对大型溞（甲壳纲，枝角目）活动抑制的测定》（ISO 6341：1996），分别测定了氯硝柳胺对斑马鱼（ *Brachydanio rerio* ）和大型溞（ *Daphnia magna* ）的毒性。研究发现，氯硝柳胺对斑马鱼的LC_{50}，24 h 为 0.80 mg/L，48 h 为 0.74 mg/L，96 h 为 0.52 mg/L；对大型溞的LC_{50}，24 h 为 0.54 mg/L，48 h 为 0.42 mg/L，表明氯硝柳胺对鱼类和溞类均具有一定的毒性。在应用氯硝柳胺灭螺时，应防止其污染水环境而毒害鱼类。

戴建荣等研究了氯硝柳胺对斑马鱼的急性毒性。以 2 月龄斑马鱼为试验对象，氯硝柳胺标准品、氯硝柳胺乙醇胺盐标准品、氯硝柳胺乙醇胺盐可湿性粉剂及氯硝柳胺悬浮剂使用的有效浓度分别为 0.845 mg/L、0.650 mg/L、0.500 mg/L、0.385 mg/L、0.296 mg/L、0.228 mg/L、0.175 mg/L、0.134 mg/L、0.061 mg/L。研究发现，当氯硝柳胺悬浮剂的有效成分浓度＞0.845 mg/L 时，24 h 斑马鱼 100%死亡，LC_{50}为 0.4273 mg/L；浓度＞0.500 mg/L 时，48 h 以上斑马鱼 100%死亡，48 h 和 96 h 的LC_{50}分别 0.2883 mg/L 和 0.2808 mg/L；浓度为 0.2276 mg/L 时，96 h 未见鱼死亡。氯硝柳胺标准品浓度＞0.3846 mg/L 时，1 h 以上斑马鱼 100%死亡，24 h、48 h、96 h 的LC_{50}分别为 0.2463 mg/L、0.2463 mg/L、0.2104 mg/L；浓度为 0.1341 mg/L 时，96 h 未见鱼死亡。氯硝柳胺乙醇胺盐叮湿性粉剂的有效成分浓度＞0.2959 mg/L 时，1 h 以上斑马鱼 100%死亡，24 h、48 h、96 h 的LC_{50}分别为 0.1846 mg/L、0.1496 mg/L、0.1383 mg/L；浓度为 0.1036 mg/L 时，96 h 未见鱼死亡。氯硝柳胺乙醇胺盐标准品浓度＞0.1341 mg/L 时，1 h 以上斑马鱼 100%死亡，24 h、48 h、96 h 的LC_{50}均为 0.0954 mg/L；浓度为 0.0613 mg/L 时，96 h 未见鱼死亡。上述研究进一步证实氯硝柳胺对鱼具有较强毒性。

熊维楷等考察了 10%氯硝柳胺缓释灭螺丸剂对市售 8 周龄金鱼的急性毒性。称取氯硝柳胺缓释灭螺剂，加水浸泡 48 h，用紫外分光光度法测定浸液浓度，然后将浸液稀释成 1.0 mg/L、0.75 mg/L、0.5 mg/L、0.25 mg/L、0.125 mg/L 五个梯度浓度。每组 5000 ml，分别盛于白色搪瓷盆内备用。每盆内放金鱼 20 尾，每隔 24 h 更换新鲜药液 1 次（试验水温 10.5～12℃，pH 6.5～7），分别记录 24 h、48 h、96 h 金鱼的存活情况及中毒表现。用直线内插法计算半数忍受限（TLM），并推算出安全浓度。研究发现，金鱼接触药液后，大部分于 24 h 内死亡，72 h 后未再发现死亡。计算求得 24 h、48 h、96 h 的急性 TLM 分别为 0.76 mg/L、0.67 mg/L、0.66 mg/L，安全浓度为 0.1562 mg/L。之后，研究者又历时 90 天，考察了试验前30 天和试验后 30 天、60 天、90 天，鱼体重量、长度的变化，并随时观察中毒反

应。研究发现，在安全浓度下，30 天、60 天观察鱼体重略有下降。90 天观察未
发现中毒反应，体重和体长无明显影响，亦无死亡或外观畸形。与对照组无明显
差异（$P < 0.05$），证明安全浓度下氯硝柳胺对金鱼存活及生长均无影响，可认为
0.1562 mg/L 是金鱼对氯硝柳胺的安全浓度。氯硝柳胺缓释剂浸杀钉螺 48 h 的 LD_{50}
为 0.1567 mg/L，与金鱼对氯硝柳胺的安全浓度基本相似。

　　席金玉等考察了氯硝柳胺控释剂对鲫鱼、鲤鱼、草鱼、白鲢和胡子鲶等食
用鱼的毒性。在急性毒性试验中，氯硝柳胺控释剂使用剂量分别是 1.0 mg/L、
0.5 mg/L、0.25 mg/L、0.125 mg/L、0.0625 mg/L。每盆试液 5000 ml，放鱼 20 尾，
室温 10～15℃，pH 6.5～7。分别记录 24 h、48 h、72 h 鱼的活动情况、中毒表现
及死亡数。将所得数据用寇氏法计算 TLM，并用公式推算出安全浓度。研究发现，
鲫鱼、鲤鱼、草鱼、白鲢、胡子鲶的安全浓度分别为 0.0351 mg/L、0.0317 mg/L、
0.0403 mg/L、0.0286 mg/L、0.0805 mg/L。回避试验按中国水产研究院长江水产研究
所《鱼类毒性试验暂行规定》设计试验，氯硝柳胺控释剂的使用剂量分别为 1.0 mg/L、
0.75 mg/L、0.5 mg/L、0.25 mg/L。试验发现几种鱼类在 0.25 mg/L 浓度时回避反
应不明显，而在 0.5 mg/L 以上浓度时都有回避反应，回避率随鱼种不同而有差异。
在 0.5～1 mg/L 浓度时，鲫鱼回避率为 40.0%～81.8%、草鱼为 41.9%～75.8%、胡
子鲶为 51.5%～82.8%、白鲢为 43.8%～84.2%、鲤鱼为 33.3%～ 67.7%，说明氯
硝柳胺控释剂的使用需要控制好浓度，尽量避免对鱼类造成影响。

　　祝红庆等考察了氯硝柳胺加地膜覆盖灭螺技术对鱼类毒性的影响。研究者在
彭州市血吸虫病流行区致和镇清泉村选择一条有螺沟渠作为试验现场，分设对照
组和灭螺组。灭螺组截流后采用 50%氯硝柳胺乙醇胺盐可湿性粉剂，按 2 g/m² 的
剂量喷洒，然后覆盖地膜通水；对照组不采取任何灭螺措施。分别在现场和实验
室观察流水及静水环境下鱼苗的死亡情况。研究发现，在流水环境下，施药覆膜后
7 天内灭螺组和对照组鱼苗死亡率差异无统计学意义（$P=0.680$），揭去地膜后 4 天，
两组均未出现鱼苗死亡。覆膜后 7 天内，灭螺组下游 50 m、100 m、150 m 三个投
放点与对照组鱼苗死亡率差异无统计学意义（$P=0.955$），而揭膜后 4 天内亦未发
现鱼苗死亡。静水环境下灭螺组和对照组鱼苗死亡率差异无统计学意义
（$P=0.376$）。灭螺组灭螺后钉螺死亡率为 96.77%，对照组为 0（$P<0.01$），说明氯
硝柳胺加地膜覆盖灭螺技术既可提高灭螺效果，又可有效避免灭螺药物对鱼类等
的毒性影响，是一种适用于鱼塘等特殊环境的灭螺方法。

　　邵跃研究了氯硝柳胺对牡蛎的急性毒性，其所使用氯硝柳胺的剂量分别为
0.08 mg/L、0.11 mg/L、0.16 mg/L、0.23 mg/L、0.32 mg/L、0.45 mg/L，在养殖水
箱内分别加入 20 L 含不同氯硝柳胺浓度的海水，每箱内放牡蛎 10 个（平均体长为
6.0cm±0.5cm），每一浓度组和空白组均设置三个平行试验。试验期间连续观察生

物的中毒反应，分别记录 24 h、48 h、72 h、96 h 牡蛎的死亡数。以刺激牡蛎无闭壳反应作为牡蛎死亡的判断标准，死亡个体及时取出并计算 LC_{50}。研究发现，氯硝柳胺对牡蛎的 LC_{50} 随着时间的延长而逐渐降低，氯硝柳胺 24 h、48 h、72 h、96 h 的 LC_{50} 分别为 0.23 mg/L、0.15 mg/L、0.14 mg/L、0.13 mg/L，可见氯硝柳胺对牡蛎属于高毒性药物。

Andrews P 等将 70%或 90%的氯硝柳胺乙醇胺盐可湿性粉剂投放入池塘中，浓度为 0.3～1.5 mg/L，发现大部分的青蛙都离开了池塘，而且很多死在附近的堤坝上。在使用 1 mg/L 60%氯硝柳胺乙醇胺盐可湿性粉剂（贝螺杀）的河流中，有许多蝌蚪死亡。在池塘中使用 1 mg/L 贝螺杀后，两栖类动物很快死亡。在两条软硬水质不同的河流中覆盖性应用贝螺杀，软水质河流中其浓度低于 0.1 mg/L，蝌蚪死亡的发生远远迟于鱼类。但在 2 h 后，几乎所有的蝌蚪都死亡或濒临死亡。在硬水质河流中，其浓度仅高于 0.2 mg/L，5～6 h 后也发生类似的现象。在灌溉渠中，接触 0.5 mg/L 贝螺杀 8 h 后，所有的青蛙均已死亡。在 0.5 mg/L 70%氯硝柳胺乙醇胺盐可湿性粉剂溶液下接触 24 h，青蛙和蝌蚪均死亡。

池塘是鱼、虾、蟹等水产养殖动物生活栖息的场所，也是各种病原体滋生及贮藏的场所。池塘环境的优劣直接影响水产养殖动物的生长和健康。因此，一定要彻底清塘，尤其是虾塘，需要重点杀灭野生杂鱼和螺蛳，防止其在养殖期间争夺饲料和消耗养殖水体中的溶解氧。朱伟等利用复合氯硝柳胺悬浮剂对鱼具有极强毒性的特点开展清塘除杂鱼和螺卵的研究，研究结果显示复合氯硝柳胺悬浮剂在推荐用量 0.35～0.4 g/m^3 下，可有效杀死池塘内螺蛳、螺卵、野杂鱼和寄生虫等。

2. 对哺乳动物和鸟类的影响

目前，国内外用于氯硝柳胺急性毒性试验的哺乳动物和鸟类主要为小鼠、大鼠、山羊、鸭、鹅等。戴建荣等考察了 25%氯硝柳胺悬浮剂对 SD 大鼠的急性毒性。①大鼠经口急性毒性试验：试验前按性别分成雌、雄两组，每组 10 只，按 5000 mg/kg 的剂量灌胃给药，观察 14 天内动物中毒表现和死亡数。②大鼠经皮肤急性毒性试验：试验前按性别分成雌、雄两组，每组 10 只，按 5000 mg/kg 的剂量敷于脱毛处（4 cm×5 cm），4 h 后温水洗净，观察 14 天内动物中毒表现、死亡数。③大鼠经呼吸道急性毒性试验：试验前按性别分成雌、雄两组，每组 10 只，按 5000 mg/m^3 的浓度连续染毒 2 h，观察 14 天内中毒表现、死亡数。研究发现，雌、雄性大鼠经口、经皮肤的 LD_{50} 均＞5000 mg/kg，经呼吸道的 LC_{50}＞5000 mg/m^3，说明该药经口、经皮肤、经呼吸道毒性均属微毒类。

Andrews P 等报道了通过不同的给药途径，氯硝柳胺乙醇胺盐和 70%氯硝柳胺乙醇胺盐可湿性粉剂对不同动物物种的急性毒性数据，见表 4-1 和表 4-2。

表 4-1　氯硝柳胺乙醇胺盐经不同给药途径的急性毒性

动物种类和性别	给药途径	LD$_{50}$/（mg/kg）
大鼠	口服	＞10 000
大鼠♂	口服	＞5000
兔子	口服	＞4000
猫	口服	＞500
大鼠	腹腔注射	250
大鼠♂	腹腔注射	110
豚鼠♂	腹腔注射	31
小鼠	静脉注射	15
大鼠♂	静脉注射	7
豚鼠♂	静脉注射	3
大鼠♂♀	吸入粉尘 1 h	＞20 000

注：♂，雄性；♀，雌性。

表 4-2　70%氯硝柳胺可湿性粉剂经不同给药途径的急性毒性

动物种类和性别	给药途径	LD$_{50}$/（mg/kg）
大鼠♂	口服	3552
大鼠♀	口服	＞1000
猫♂	口服	＞250
大鼠♀	皮肤无后续清洁	＞2000
大鼠♂♀	吸入粉尘 1 h	＞20 000
大鼠♂	吸入粉尘 1 h	＞1475
小鼠♂	吸入粉尘 1 h	＞1475
兔子	吸入粉尘 1 h	＞1475
豚鼠	吸入粉尘 30 min	＜430
豚鼠♂	吸入粉尘 20 min	＜1000
大鼠	吸入粉尘 4 h	＞2260
兔子	吸入粉尘 4 h	＜2420
小鼠♂	吸入粉尘 4 h	＞1610

注：♂，雄性；♀，雌性。

　　此外，Andrews P 等还报道了分别给小山羊和成年山羊口服 100 mg/kg 75%氯硝柳胺可湿性粉剂，未出现毒性效应。当剂量达到 1000 mg/kg 时，小山羊只是出现短暂腹泻，后完全康复。3～4 周龄的鸭子一次口服 100 mg 氯硝柳胺乙醇胺盐未出现

临床症状，而鹅的耐受剂量高达 9000 mg。成年男性和女性一次或两次口服 1000 mg
氯硝柳胺，未观察到中毒症状。对于 6～15 岁儿童给予 750～1000 mg，也未观察到
任何中毒症状，血液学检查、尿液分析和肝肾功能检查均未发现任何损害表征。

3. 对植物的影响

国内外关于氯硝柳胺及其乙醇胺盐对植物影响的研究主要集中在重要经济作
物的种子、叶、花和果实等方面。棉籽、小麦、葫芦巴、玉米、大豆、小扁豆、
大麦和亚麻籽浸泡于 5 mg/L 70%氯硝柳胺乙醇胺盐可湿性粉剂中，未发现对种子
的发芽、根的形成和生长有影响。蚕豆、豌豆、桑树等农作物的叶或花喷洒氯硝
柳胺乙醇胺盐后，仅见桑树的嫩叶出现灼烧现象。香蕉、橙子、柑橘等水果经
氯硝柳胺乙醇胺盐喷洒后，也未发现毒副作用。水稻、燕麦、甘蔗、芥子等在
灭螺浓度下，不受氯硝柳胺乙醇胺盐的影响，但长期高剂量（10 mg/L，2 个月
或更长）氯硝柳胺会引起水稻轻度枯萎。

二、局部毒性试验

氯硝柳胺及其乙醇胺盐的局部毒性试验主要有眼刺激试验、皮肤刺激试验和
致敏试验。Andrews P 等对家兔进行眼刺激试验发现，氯硝柳胺乙醇胺盐、70%可
湿性粉剂和 25%乳液缓释剂对眼黏膜均具有强烈的黏膜刺激作用，对角膜具有局
部腐蚀作用。戴建荣等观察氯硝柳胺悬浮液对家兔眼刺激试验时发现，兔眼结膜
仅出现鲜红色充血，对眼无刺激性。在对家兔进行皮肤刺激试验时，Andrews P
等发现单次接触 70%可湿性粉剂 24 h 后，对家兔皮肤无刺激反应。戴建荣等开展
了氯硝柳胺悬浮液对家兔的皮肤刺激试验，用药 1 h 后，皮肤无红斑、无水肿。
Andrews P 等在致敏试验中选择对三溴水杨酰苯胺有光过敏反应的人用氯硝柳胺
经皮给药，未观察到光过敏作用。戴建荣等用豚鼠进行致敏试验发现氯硝柳胺悬
浮液属于弱致敏物。

第二节　亚急性毒性试验、遗传毒性试验和发育毒性试验

一、亚急性毒性试验

Andrews P 等报道用氯硝柳胺乙醇胺盐对小鼠、大鼠、家兔进行为期 4 周的

亚急性毒性试验。研究发现，皮下给药 1000 mg/（kg·d）的小鼠未出现临床症状，2500 mg/（kg·d）剂量组全部死亡。大鼠口服给药，2000 mg/（kg·d）为最高耐受剂量，5000 mg/（kg·d）剂量组出现血色素和红细胞少量减少，皮下给药 2000 mg/kg 无不良症状。家兔口服氯硝柳胺乙醇胺盐的无损伤每日最高耐受剂量为 100 mg/kg，900 mg/kg 剂量组血浆中血红蛋白水平略有下降，尿素水平略有上升，同时雄性肾上腺、甲状腺重量也略有增加。

汪伟明等开展了氯硝柳胺对家鸭毒性的试验观察，分为直接毒性试验和间接毒性试验。其中，直接毒性试验将家鸭分为直接喂药组和拌食喂药组，间接毒性试验分为喷洒法毒鱼组和浸杀法毒鱼组。每组分别包括 1 只 500 g 左右的家鸭和 3 只 2000 g 左右的家鸭。在直接喂药组中，500 g 家鸭用一次性口腔注射器推注含量 2 mg 的氯硝柳胺稀释液，连续 3 天。此后每天增加到 20 mg，连续 7 天。2000 g 家鸭第 1 天分别用口腔注射器推注含量为 2 mg、4 mg 和 6 mg 的氯硝柳胺稀释液，此后每天增加 10 倍的剂量，第 4～7 天每天分别较前 1 天的剂量增加 200 mg。拌食喂药组，用氯硝柳胺粉拌小鱼直接喂养家鸭，个体剂量同直接喂药组。分别用喷洒法（2 g/m^2，氯硝柳胺）和浸杀法（2 g/m^3；氯硝柳胺）灭螺毒死的小鱼喂食喷洒法毒鱼组和浸杀法毒鱼组家鸭。其中，喷洒法毒鱼组拾取足量被氯硝柳胺毒死的鱼，每天直接喂食拾取的鱼，让其自然进食，连续 7 天。浸杀法毒鱼组选择一段沟渠，筑坝堵水放小活鱼后，按水体容积算出浸杀法用药总量，投入氯硝柳胺搅拌水体让药物分散均匀，待鱼毒死后将鸭子放入沟渠的药液中，让其在游弋中吃毒死的鱼，每天放养 6 h，连续 7 天。同时用饲料每天常规喂养 2 只家鸭，连续 7 天，观察记录各组家鸭的反应和体重变化。研究发现，直接毒性试验的 2 组，可能是因为人工捕捉饲喂受到惊吓，或是药物有刺激性气味，进食状态欠佳。间接毒性试验的 2 组自然进食毒鱼的量较少，进食饲料的状态基本正常。4 个试验组和对照组家鸭的活动能力均正常，试验组的平均体重较对照组有所减轻。4 个试验组和 1 个对照组观察期间未见家鸭有急性中毒反应和死亡现象。试验结束后解剖体重减轻最多的直接喂药组和对照组家鸭各 1 只，皮肤、肌肉、血液、肝脏和肠道外观无明显差异，其余试验家鸭放归鸭群正常饲养 20 余天未见死亡现象。

二、遗传毒性试验

目前关于氯硝柳胺及其乙醇胺盐是否具有致突变性尚无定论。Machemer 将雄性小鼠口服 500 mg/kg 氯硝柳胺乙醇胺盐后，与不给药的雌性小鼠交配，经处理的雄性小鼠表现出一些急性毒性症状（轻微嗜睡），但在其子代中未出现任何致突变效应。卢永嵩等对新型长效杀螺剂（氯硝柳胺控释剂）进行鼠伤寒沙门菌回复突变试验（Ames 试验），氯硝柳胺控释剂使用剂量分别为 1.25 μg/ml、5 μg/ml、20 μg/ml、80 μg/ml、400 μg/ml。研究发现，在最小抑菌剂量每皿 40 μg 以下，每皿 0.125～8.000 μg 时，未见对鼠伤寒沙门菌 TA_{97}、TA_{98}、TA_{100}、TA_{102} 有致突变作用。

Abreu FC 等利用电化学 DNA 生物传感器研究氯硝柳胺与 DNA 的相互作用，发现氯硝柳胺对 DNA 的毒性可能是在还原活化后由氯硝柳胺与 DNA 的相互作用引起的。Awad OM 研究发现，氯硝柳胺的生物降解产物之一——5-氯水杨酸具有一定的胚胎毒性。而 Fazlul H 在氯硝柳胺新陈代谢的分子模型研究中发现，5-氯水杨酸在细菌致突变试验中不具有致突变性，氯硝柳胺通过氨基水解分裂为另一产物 2-氯-4-硝基苯胺，较氯硝柳胺可在更低浓度下产生致突变作用。Awad OM 也在其报道中称氯硝柳胺的致突变性已被证明。

三、发育毒性试验

目前关于氯硝柳胺及其乙醇胺盐致畸性的研究还存在较大分歧。Harper 和 Palmer 分别将妊娠 7～10 天、10～12 天或 13～16 天的雌性家兔口服 1000 mg/（kg·d）氯硝柳胺，连续 3～4 天，虽然给药剂量已对母体有毒性，但在所有子代中均未观察到任何致胚胎毒性或致畸效应。

Lorke 分别将妊娠 4～6 天、7～9 天或 10～12 天的雌性大鼠口服 1000 mg/（kg·d）氯硝柳胺，在 21 天时剖宫产取出胎鼠，未观察到致胚胎毒性或致畸效应，并且经类似处理的大鼠后代发育正常。

Awad OM 对 Wistar 大鼠进行 1/50 LD_{50} 剂量的氯硝柳胺发育毒性评价时，发现氯硝柳胺注射和再吸收后毒性增强，但无统计学意义。雌性胎鼠体重减轻、死产、胎鼠畸形数较雄性增加，表明雌性胎鼠对氯硝柳胺更敏感。

第三节 亚慢性毒性试验和毒代动力学试验

一、亚慢性毒性试验

Gonnert 和 Schraufstitter 将母牛口服 2300 mg/（kg·d）氯硝柳胺乙醇胺盐 93 天，未观察到任何临床症状，体重也未降低。吴月英等在喷洒过 50%氯硝柳胺乙醇胺盐可湿性粉剂（剂量为 2 g/m²）的有钉螺滋生的荒田放养山羊和鸭子 2 个月，未观察到山羊和鸭子出现明显不良反应和趋食性改变。

二、毒代动力学试验

Andrews P 等报道对实验动物口服给予氯硝柳胺及其乙醇胺盐，发现其可被胃肠道吸收并还原代谢为 2, 5-二氯-4-氨基水杨酸经尿或粪便排出体外。雄性大鼠口服 50 mg/kg 氯硝柳胺乙醇胺盐，其中约 1/3 通过胃肠吸收，吸收部分 24 h 内通过尿液排出，半衰期为 6 h，其他 2/3 通过粪便排出。小猎犬口服 125 mg/kg 单剂量氯硝柳胺及其哌嗪盐 1～24 h，血药峰浓度为 1.6 μg/ml。Fazlul H 和 Awad OM 的研究也表明，氯硝柳胺可被哺乳动物吸收且生物降解为 5-氯水杨酸和 2-氯-4-硝基苯胺。

第四节　慢性毒性试验和致癌试验

一、慢性毒性试验

Hecht 和 Gloxhuber 对雌、雄大鼠分别给予口服氯硝柳胺乙醇胺盐 326 天和 319 天，发现雌鼠未观察到有害作用的给药剂量为 1250 mg/（kg·d），雄鼠出现体重下降；给予犬口服氯硝柳胺乙醇胺盐 1 年，未观察到有害作用的给药剂量为 100 mg/（kg·d）。给药 90 天后，母犬产下三只健康幼犬。

二、致癌试验

国内外对氯硝柳胺及其乙醇胺盐致癌性的报道主要为阴性。华中科技大学同济医学院、湖北省预防医学科学院的研究者将氯硝柳胺溶于二甲基亚砜，每天给剃毛小白鼠和豚鼠涂擦一次，持续半年，整个过程无红肿、炎症、赘生物及肿瘤发生，也无全身性不良反应。Wang AM 等研究发现氯硝柳胺能够抑制人红白血病细胞 K562 内源性信号通路，并且促进 K562 进行细胞分化。氯硝柳胺作为驱绦虫药被幼儿、孕妇和老年人服用，尚未见其致癌性报道。

第五节　氯硝柳胺毒理作用机制

一、氯硝柳胺对细胞的影响

氯硝柳胺对细胞的毒理作用主要是影响膜蛋白质和膜结合酶的功能，使细胞功能紊乱或丧失，并且破坏膜结构。Kumchoo K 等在扫描电镜下观察氯硝柳胺浸泡后的蠕虫虫体表面细胞，发现虫体的背部和腹部表面细胞产生膨胀和气泡，并且随着浸泡时间的延长，该现象越来越严重，有些部位甚至出现顶端质膜的缺失，同时损伤后的虫体也不再活跃直至死亡。

李文桂等用透射电镜观察经氯硝柳胺浸泡后的钉螺脑神经节的变化，发现钉螺的脑神经节超微结构发生了改变，神经纤维、神经胶质细胞核和神经细胞内的线粒体变性直至坏死，神经细胞体内的糖原含量显著减少，神经纤维网也发生变性坏死，并且随着浸泡时间的延长，钉螺脑神经节的损害也逐渐加重。

二、氯硝柳胺对细胞器的影响

线粒体作为细胞内重要的细胞器，在细胞中不断分裂和融合，是细胞中产生能量的结构，是细胞内氧化磷酸化和合成腺苷三磷酸（adenosine triphosphate，ATP）的主要场所，同时也参与了细胞的分化、信号传递和细胞凋亡等过程，具有调控细胞生长和细胞周期的能力。氯硝柳胺通过作用于细胞线粒体，影响线粒体内酶系的活性，使其参与氧化磷酸化作用的蛋白质表达降低，细胞代谢途径崩解，引起细胞死亡。

刘国元等发现氯硝柳胺浸泡后的钉螺肝脏组织中的粗面内质网和线粒体变性坏死，颗粒细胞和棒状细胞内的次级溶酶体增多，且分泌颗粒增多。Park JP 等研究证明氯硝柳胺在膜壳缘虫中能有效抑制虫体细胞线粒体内的烟酰胺腺嘌呤二核苷酸（nicotinamide adenine dinucleotide，NADH）磷酸化和 ATP 水解，并且这种效应能被牛血清白蛋白减弱或解除。

Beristain-Castillo E 等研究发现线粒体中的细胞色素 P450 家族内的 CYP1A1 和硝基还原酶能有效激活氯硝柳胺在细胞体内的生物活性，引起人骨髓瘤细胞内遗传物质突变。Park JP 等发现氯硝柳胺通过阻碍、下调动力相关蛋白（Drp1）表达影响线粒体的分裂，证实该药物能引起 Hela 细胞线粒体中的 Drp1 表达下调，导致线粒体裂解、细胞凋亡和自噬性死亡。

溶酶体是细胞内的消化器官，主要起消化作用。泛素酶或溶酶体可清除在细胞生命周期中出现的一些错配蛋白，维持正常的细胞功能。细胞内蛋白质的异常积聚是许多神经退行性疾病的特点，氯硝柳胺能防止由溶酶体抑制引起的蛋白多聚体的形成，从而阻止多聚泛素酶蛋白的形成，甚至还可改变溶酶体在细胞中的分布。Jurgeit A 等发现氯硝柳胺能有效避免人鼻病毒（HRV）入侵 Hela 细胞，原因是其作为质子转运体，阻碍了溶酶体组分的酸化，并通过中和细胞内 pH 改变病毒在细胞核内的分布，从而抑制病毒的增殖。

三、氯硝柳胺对细胞酶类代谢的影响

蛋白质的合成、折叠，错误蛋白质的清除等都需要依靠细胞内的生物酶共同协调以维持平衡，使细胞内的代谢正常进行。氯硝柳胺通过影响钉螺体内神经介质的传递和能量供应，造成钉螺各项生理功能紊乱和丧失，这是其引起钉螺死亡的原因之一。

李洪军等研究了氯硝柳胺悬浮剂对钉螺体内酶活性的影响，发现细胞色素 c 氧化酶（cytochrome c oxidase，CCO）、乳酸脱氢酶（lactate dehydrogenase，LDH）、胆碱酯酶（choline esterase，CHE）和一氧化氮合酶（nitric oxide synthetase，NOS）的活性均有所降低。

谷草转氨酶（glutamic-oxaloacetic transaminase，GOT）是生物防御性代谢中的重要氨基转移酶类，主要位于肝脏线粒体中。王新石等发现经氯硝柳胺浸泡后的钉螺，肝脏组织内的 GOT 活性下降了 25%。

CHE 为有机体的神经递质效应分子，可反映递质的传递效应变化，并调节机体的生理功能。钉螺神经系统内的 CHE 主要参与神经介质的传递、肌肉运动及物质代谢等多项生理功能。郭维等发现随着氯硝柳胺衍生物浓度的增加，钉螺细胞内乙酰胆碱酯酶的活性依次减弱。

酚氧化酶（phenol oxidase，PO）作为一种与机体免疫功能密切相关的氧化酶，广泛存在于生物体内。杨进孙等发现随着氯硝柳胺浓度的增加和处理时间的延长，药物渗入螺体增多，PO 的活性降低，使得钉螺的防御反应减弱，提示 PO 可能是氯硝柳胺的主要作用靶点之一。

泛素是一种存在于大多数真核细胞中的小蛋白，主要功能是标记需要分解的蛋白质，使蛋白质能被溶酶体等识别后水解。Gies E 等通过试验发现在缺少酶活性的情况下，氯硝柳胺能通过诱导细胞自我吞噬复合体的共同作用，提高泛素蛋白选择性消除蛋白的活性。

四、氯硝柳胺对细胞转导通路的影响

细胞膜或细胞受体感受信号分子的刺激，经细胞内信号转导系统转换，影响细胞生物学功能。近年来的研究发现，氯硝柳胺可作用于数个细胞信号通路，如细胞核因子-κB（NF-κB）、Wnt、信号转导及转录激活蛋白（STAT）、Notch 等信号通路，干扰细胞内的生物代谢，影响细胞的生长速度，甚至诱导细胞发生凋亡。

NF-κB 作为核转录因子，在细胞凋亡、病毒复制、肿瘤和炎症等免疫性疾病的发生过程中参与调节多个基因的表达，对细胞凋亡调控至关重要。JinY 等在研究中发现氯硝柳胺能有效减少急性髓细胞性白血病（AML）细胞在动物体内的生长和增殖，在体外可选择性抑制 AML 细胞的自我更新，具有分化初始肿瘤多能干细胞的能力，可抑制细胞内 DNA 的复制转录和 NF-κB 与 DNA 结合，从而抑制 NF-κB 信号通路，引起 AML 细胞凋亡。但氯硝柳胺对动物骨髓内干细胞的毒性很小，对一般体细胞无毒。

Wnt 信号通路广泛存在于无脊椎动物和脊椎动物体内，是一类在物种进化过程中高度保守的信号通路，在动物胚胎的早期发育、器官形成、组织再生和其他生理过程中具有至关重要的作用。氯硝柳胺能通过抑制突变的 Wnt 信号通路的关键蛋白，引起癌细胞凋亡。Wieland A 等研究发现氯硝柳胺能抑制胶质瘤细胞间Wnt/CTNNB1、mTOR 和 NF-κB 信号的转运，干扰信号传递，引起代谢紊乱，导致胶质瘤细胞死亡。Chen M 等在人大肠癌细胞系和结肠癌细胞系中发现氯硝柳胺可通过抑制 Wnt 通路引起细胞凋亡和细胞自噬，同时其课题组也证实氯硝柳胺能通过清除 Wnt 上游信号分子下调 Wnt 的信号通路，从而引起癌细胞的凋亡。

Wang YC 等通过对乳腺癌干细胞（MCF-7）进行研究，发现氯硝柳胺可通过抑制 Wnt 信号通路有效抑制细胞的生长，进而引起细胞凋亡。多种癌细胞高表达S100A4 蛋白，S100A4 是 Wnt 信号通路下游中的一个转录靶点。Helf-man DM 发现氯硝柳胺能有效抑制 S100A4 蛋白在癌转移细胞中的表达，抑制癌细胞的转移和克隆，提高癌症患者的预后生存率。Tomizawa M 等发现氯硝柳胺能够通过抑制Wnt 信号通路抑制肝癌细胞生长。

JAK-STAT 信号传递途径广泛存在于动物细胞中，其功能是使细胞外的化学信号跨越细胞膜并将信息传送至细胞核内 DNA 的基因启动子上，若 JAK-STAT功能被打乱或失调，将引起细胞中 DNA 转录与活性水平发生改变，最终导致免疫缺陷综合征及癌症。氯硝柳胺通过作用于 JAK-STAT 通路影响 DNA 转录过程，引起生长抑制，最终使癌细胞发生凋亡。Chen H 等证实氯硝柳胺可通过抑制转录因子 STAT3 激活抑制细胞活性。

You S 等发现氯硝柳胺能在肺癌细胞中有效抑制 STAT3 活性，抑制 DNA 转录，引起细胞生长抑制及死亡，其在大鼠体内试验中也证实氯硝柳胺能阻断肿瘤组织中 STAT3、Bcl2、Bcl-XL 细胞信号通路。

Li R 等在头颈癌细胞的体外试验中发现，氯硝柳胺能阻断 STAT3 活化，且如果与埃罗替尼协同配合使用，在体外试验中能加强化学治疗药物的促细胞凋亡作用，在体内试验中氯硝柳胺对头颈癌的治疗效果更佳。此外，该研究组在抗埃罗替尼肺癌细胞中发现 STAT3、Bcl2、Bcl-XL 的表达均显著提高，而氯硝柳胺能在体外通过阻碍 STAT3 磷酸化，逆转细胞对埃罗替尼的抗性。

Notch 信号是通过相邻细胞间通信进而调控细胞发育的重要通路，在肿瘤细胞中该信号发生畸变而转导错误信号，导致疾病甚至癌症的发生。该信号通路广泛存在于脊椎动物和非脊椎动物体内，并且在进化上高度保守，其通过相邻细胞间的相互作用调节细胞、组织、器官的分化和发育。Wang AM 等发现，在 K562 中氯硝柳胺能抑制由黄芩苷和黄芩苷元激活的 Notch 通路，并且影响受体蛋白 mRNA 的表达，引起 K562 细胞凋亡。

细胞信号通路相互关联、错综复杂，彼此息息相关。除了作用于特定的信号通路外，氯硝柳胺也可以同时作用于多个信号通路，交叉影响细胞的信号转导。Khanim FL 等发现，氯硝柳胺通过影响骨髓瘤细胞内自由轻链的表达及线粒体膜电位流失、解偶联氧化磷酸化、生成超氧化物及影响骨髓瘤细胞中 STAT3 和 NF-κB 信号通路的转导，引起细胞凋亡和自噬性死亡。

五、氯硝柳胺对遗传物质的影响

细胞内的遗传物质是指在细胞核内和其他细胞器内的 DNA。DNA 除了传递遗传信息，还能指导蛋白质的合成，控制细胞的新陈代谢、遗传、生长和发育。氯硝柳胺能通过作用于细胞内的 DNA，调控蛋白质的表达，从而影响细胞的遗传、代谢等功能。有研究报道，氯硝柳胺能引起沙门菌体内的点突变，导致大鼠精子顶体酶活性的丧失，并且在体内外细胞试验中也发现氯硝柳胺可引起人类淋巴细胞的染色体断裂。

Vega SG 等报道剂量为 120 mg/kg 的氯硝柳胺可导致小鼠精子的异常率明显升高。Abreu FC 等证明氯硝柳胺可与细胞 DNA 发生相互作用，并且推测此类相互作用就是该药物导致细胞死亡的主要原因。Wu CJ 等在对 SARS 病毒的研究中发现，氯硝柳胺能有效抑制病毒 DNA 在细胞体内的复制，并解除宿主细胞对病毒蛋白的保护。Espinosa-Aguirre JJ 等发现氯硝柳胺可在体外诱导染色体发生断裂，改变 DNA 阅读框的位置，从而破坏生物体的 DNA 功能。Imperi F 等通过微阵列分析发现在铜绿假单胞菌中，氯硝柳胺能抑制 250 个转录复制相关的基因，并且以群体感应相关的基因为主要靶点。

参 考 文 献

戴建荣, 2006. 氯硝柳胺新剂型的研究[D]. 南京：南京医科大学.

戴建荣, 梁幼生, 李洪军, 等, 2007. 氯硝柳胺悬浮剂的毒性评价[J]. 中国血吸虫病防治杂志, 19（6）：415-417.

方益民, 黄轶昕, 2007. 氯硝柳胺乙醇胺盐粉剂的应用[J]. 中国血吸虫病防治杂志, 19（5）：398-400.

郭维, 吴勇权, 许丽荣, 等, 2009. 聚乙二醇基氯硝柳胺衍生物外抑制钉螺乙酰胆碱酯酶活性的研究 [J]. 化学试剂, 31（11）：907-909.

李洪军, 梁幼生, 戴建荣, 等, 2006. 氯硝柳胺悬浮剂对钉螺影响的酶组织化学观察[J]. 中国血吸虫病防治杂志, 18（6）：427-430.

李文豹, 李炳桂, 洪正杰, 等, 2008. 氯硝柳胺桑田灭螺对家蚕的毒性观察[J]. 寄生虫病与感染性疾病, 6（1）：46-47.

李文桂, 黄四喜, 徐明星, 等, 1997. 经氯硝柳胺浸泡后湖北钉螺脑神经节的超微结构变化[J]. 中国寄生虫病防治杂志, 10（1）：42-45.

梁幼生, 邢云天, 李洪军, 等, 2011. 江苏省血吸虫病监测预警系统的研究Ⅳ氯硝柳胺悬浮剂水面喷洒杀灭日本血吸虫尾蚴方法的建立[J]. 中国血吸虫病防治杂志, 23（1）：22-27.

刘国元, 李文桂, 汪燕鸣, 等, 1998. 经氯硝柳胺浸泡后湖北钉螺肝脏超微结构变化[J]. 中国人兽共患病杂志, 14（6）：46-48.

卢永嵩, 席金玉, 柏志惠, 等, 1994. 氯硝柳胺对鼠伤寒沙门氏菌致突变试验[J]. 实用寄生虫病杂志, 2（4）：30-31.

邵跃, 2010. 氯硝柳胺和 COS 对牡蛎的急性毒性试验[J]. 齐鲁渔业, 27（10）：8-10.

汪伟明, 王跃明, 李万冬, 等, 2009. 氯硝柳胺对家鸭毒性的实验观察[J]. 热带病与寄生虫学, 7（2）：107, 110.

王飞, 戴建荣, 2013. 氯硝柳胺的毒理学安全性评价研究概况[J]. 中国人兽共患病学报, 29（1）：86-90.

王新石, 刘高云, 吕勇, 等, 2009. 钉螺谷草转氨酶的催化条件优化及对氯硝柳胺的敏感性[J]. 农药, 48（11）：797-799.

吴锋, 姜玉骥, 梁松, 等, 2008. 新剂型杀螺丹对鱼类急性毒性的实验观察[J]. 中国血吸虫病防治杂志, 20（3）：217-218.

伍一红, 龚道新, 彭筱, 等, 2011. 高效液相色谱法分析水稻和稻田中的氯硝柳胺乙醇胺盐残留[J]. 色谱, 29（11）：1098-1102.

奚伟萍, 黄轶昕, 2004. 强螺杀粉剂急性鱼毒实验观察[J]. 中国血吸虫病防治杂志, 16（1）：63-64.

熊维楷, 蔡德全, 卢永嵩, 等, 1992. 氯硝柳胺缓释灭螺剂对鱼类的安全性试验[J]. 环境污染与防治, 14（3）：11-12.

修瑞琴, 陈昌, 许永香, 等, 1996. 氯硝柳胺对鱼类和溞类的毒性研究[J]. 中国血吸虫病防治杂志, 8（6）：355-357.

杨进孙, 周书林, 唐小牛, 等, 2007. 氯硝柳胺对钉螺酚氧化酶活性的影响[J]. 中国血吸虫病防治杂志, 19（4）：311-312.

张涛, 2002. 氯硝柳胺的毒理学研究[J]. 中国血吸虫病防治杂志, 14（3）：234-236.

朱明东, 洪林娣, 蔡祖华, 等, 2005. 氯硝柳胺在水体中及土壤中持效时间及其影响因素的实验研究[J]. 中国血吸虫病防治杂志, 17（5）：373-376.

朱伟, 韩重举, 2008. 复合氯硝柳胺悬浮剂在清塘中的应用[J]. 科学养鱼, 4：52.

Abreu FC, Goulart MO, Brett AM, 2002. Detection of the damage caused to DNA by niclosamide using an electrochemical DNA-biosensor[J]. Biosens Bioelectron, 17（11-12）：913-919.

Andrews P，Thyssen J，Lorke D，1982. The biology and toxicology of molluscicides，Bayluscide[J]. Pharmacol Ther，19（2）：245-295.

Beristain-Castillo E，Martínez-Vázquez M，Camacho-Carranza R，et al，2013. CYP1A1 and Cnr nitroreductase bioactivated niclosamide *in vitro*[J]. Mutagenesis，28（6）：645-651.

Chen H，Yang Z，Ding C，et al，2013. Discovery of *O*-alkylamino tethered niclosamide derivatives as potent and orally bioavailable anticancer agents[J]. ACS Med Chem Lett，4（2）：180-185.

Chen M，Wang J，Lu J，et al，2009. The anti-helminthic niclosamide inhibits Wnt/Frizzled1 signaling[J]. Biochemistry，48（43）：10267-10274.

Espinosa-Aguirre JJ，Reyes RE，Cortinas de Nava C，1991. Mutagenic activity of 2-chloro-4-nitroaniline and 5-chlorosalicylic acid in *Salmonella typhimurium*：two possible metabolites of niclosamide[J]. Mutat Res，264（3）：139-145.

Gies E，Wilde I，Winget JM，et al，2010. Niclosamide prevents the formation of large ubiquitin-containing aggregates caused by proteasome inhibition[J]. PLoS One，5（12）：e14410.

Helfman DM，2011. Niclosamide：an established antihelminthic drug as a potential therapy against S100A4-mediated metastatic colon tumors[J]. J Natl Cancer Inst，103（13）：991-992.

Imperi F，Massai F，Pillai CR，2013. New life for an old drug：the anthelmintic drug niclosamide inhibits *Pseudomonas aeruginosa* quorum sensing[J]. Antimicrob Agents Chemother，57（2）：996-1005.

Jin Y，Lu Z，Ding K，et al，2010. Antineoplastic mechanisms of niclosamide in acute myelogenous leukemia stem cells：inactivation of the NF kappa B pathway and generation of reactive oxygen species[J]. Cancer Res，70（6）：2516-2527.

Jurgeit A，McDowell R，Moese S，et al，2012. Niclosamide is a proton carrier and targets acidic endosomes with broad antiviral effects[J]. PLoS Pathog，8（10）：e1002976.

Khanim FL，Merrick BA，Giles HV，et al，2011. Redeployment-based drug screening identifies the anti-helminthic niclosamide as antimyeloma therapy that also reduces free light chain production[J]. Blood Cancer J，1（10）：e39

Kumchoo K，Wongsawad C，Vanittanakom P，et al，2007. Effect of niclosamide on the tegumental surface of *Haplorchis taichui* using scanning electron microscopy[J]. J Helminthol，81（4）：329-337.

Li R，Hu Z，Sun SY，et al，2013. Niclosamide overcomes acquired resistance to erlotinib through suppression of STAT3 in non small cell lung cancer[J]. Mol Cancer Ther，12（10）：2200-2212.

Li R，You S，Hu ZL，et al，2013. Inhibition of STAT3 by niclosamide synergizes with erlotinib against head and neck cancer[J]. PLoS One，8（9）：e74670.

Ofori-Adjei D，Dodoo AN，Appiah-Danquah A，et al，2008. A review of the safety of niclosamide，pyrantel，triclabendazole and oxamniquine[J]. Int J Risk Saf Med，20（3）：113-122.

Pan JX，Ding K，Wang CY，2012. Niclosamide，an old antihelminthic agent，demonstrates antitumor activity by blocking multiple signaling pathways of cancer stem cells[J]. Chin J Cancer，31（4）：178-184.

Park JP，Fioravanti CF，2006. Catalysis of NADH→NADP$^+$ transhydrogenation by adult *Hymenolepis diminuta* mitochondria[J]. Parasitol Res，98（3）：200-206.

Park SJ，Shin JH，Kang H，et al，2011. Niclosamide induces mitochondria fragmentation and promotes both apoptotic and autophagic cell death[J]. BMB Reports，44（8）：517-522.

Tomizawa M，Shinozaki F，Motoyoshi Y，et al，2013. Niclosamide suppresses hepatoma cell proliferation via the Wnt pathway[J]. OncoTargets Ther，18（6）：1685-1693.

Vega SG，Guzman P，Garcia L，et al，1988. Sperm shape abnormality and urine mutagenicity in mice treated with niclosamide[J]. Mutat Res，204（2）：269-276.

Wang AM，Ku HH，Liang YC，et al，2009. The autonomous notch signal pathway is activated by baicalin and baicalein but is suppressed by niclosamide in K562 cells[J]. J Cell Biochem，106（4）：682-692.

Wang YC，Chao TK，Chang CC，et al，2013. Drug screening identifies niclosamide as an inhibitor of breast cancer stem-like cells[J]. PLoS One, 8 (9): e74538.

Wieland A, Trageser D, Gogolok S, et al, 2013. Anticancer effects of niclosamide in human glioblastoma[J]. Clin Cancer Res, 19 (15): 4124-4136.

Wu CJ, Jan JT, Chen CM, et al, 2004. Inhibition of severe acute respiratory syndrome coronavirus replication by niclosamide[J]. Antimicrob Agents Chemother, 48 (7): 2693-2696.

Yo YT, Lin YW, Wang YC, et al, 2012. Growth inhibition of ovarian tumor initiating cells by niclosamide[J]. Mol Cancer Ther, 11 (8): 1703-1712.

第五章

氯硝柳胺在控制血吸虫宿主螺中的应用

氯硝柳胺最早由德国拜耳公司开发生产，被世界上血吸虫病流行的 70 多个国家和地区广泛用于杀灭血吸虫中间宿主。1961 年，中国医学科学院寄生虫病研究所合成氯硝柳胺并用于杀螺。自 1992 年世界银行贷款中国血吸虫病控制项目实施以来，氯硝柳胺成为我国血吸虫病疫区灭螺的主要药物，在我国血吸虫病防治中发挥着不可替代的巨大作用。本章主要围绕氯硝柳胺杀血吸虫中间宿主钉螺、藁杆双脐螺、光滑双脐螺和广州管圆线虫中间宿主福寿螺及其他杀螺增效剂等进行介绍。

第一节 氯硝柳胺在控制日本血吸虫宿主钉螺中的应用

一、钉螺概述

1913 年宫入庆之助和铃木稔在日本佐贺县酒井发现一种光壳钉螺，证实为日本血吸虫的中间宿主，称之为"宫入贝"，后经 Robson 命名为片山钉螺（*Katayama nosophora*）。在中国，1922 年由 Faust 和 Meleney 证实中国的肋壳钉螺和光壳钉螺均属日本血吸虫的中间宿主。1928 年陈方之、李赋京根据浙江嘉兴农村的俗称而采用"钉螺"作为该中间宿主的中文名。

1. 分类阶元与命名

目前，关于钉螺在动物分类学上的阶元等级结构，较为一致的意见如下：

软体动物门（Mollusca）

腹足纲（Gastropoda）

前鳃亚纲（Prosobranchia）或扭神经亚纲（Streptoneura）

中腹足目（Mesogastropoda）

圆口螺科（Pomatiopsidae）

圆口螺亚科（Pomatiopsinae）

圆口螺族（Pomatiopsini）

钉螺属（*Oncomelania*）

按生命科学命名的双命名法（即属名加种名，以及命名人姓氏及命名年份），湖北钉螺的拉丁文学名为 *Oncomelania hupensis*（Greder，1881）。关于钉螺的属下分类，单凭传统的形态学分类方法已无法解决这一问题。近年，随着生物化学和分子生物学技术的迅速发展，越来越多的实验证据表明，分布于世界各国的钉螺存在多个种类，有研究认为钉螺存在 7 个亚种。

2. 钉螺在世界上的分布

钉螺分布与日本血吸虫病患者的区域分布基本一致。凡是日本血吸虫病流行地区，都有钉螺分布。世界上钉螺分布区主要在亚洲东部和东南部的中国、日本、菲律宾和印度尼西亚等地，其种类和分布概括见表 5-1。

表 5-1　世界上钉螺的种类与分布

种类	分布国家/地区
湖北钉螺 *Oncomelania hupensis*（Gredler，1881）	中国大陆
指名亚种 *O. h. hupensis*（Gredler，1881）	中国长江中下游地区
光壳钉螺株 *O. h. h.* fausti strain	中国长江中下游的山区丘陵环境
肋壳钉螺株 *O. h. h.* hupensis strain	中国长江中下游的江湖洲滩环境
福建亚种 *O. h.tangi*（Bartsch，1936）	中国沿海地区
福建钉螺株 *O. h. t.* tangi strain	中国福建
广西钉螺株 *O. h. t.* guangxg srain	中国广西
苏北钉螺株 *O. h. t.* subei strain	中国江苏北部地区
滇川亚种 *O. h. robertsoni*（Bartsch，1936）	中国西南部地区
云南钉螺株 *O. h. r.* yunnan strain	中国云南
四川钉螺株 *O. h. r.* sichuan strain	中国四川
台湾亚种 *O. h. formosana*（Pilsbry & Hirase，1905）	中国台湾
邱氏亚种 *O. h. chiui*（Habe & Miyazaki，1962）	中国台湾

续表

种类	分布国家/地区
片山亚种 *O. h. nosophora*（Robson，1915）	日本
夸氏亚种 *O. h. quadrasi*（Möllendorff，1895）	菲律宾
林杜亚种 *O. h. lindoensis*（Davis & Carney，1973）	印度尼西亚苏拉威西岛
微小钉螺 *Oncomelania miniman*（Bartsch，1936）	日本

3. 亚种的分布

（1）指名亚种（*O. h. hupensis*）：主要分布于中国的江苏、浙江、安徽、湖北、湖南、江西、上海、广东8个省（市）的水网型地区、湖沼型地区及部分山丘地区的丘陵环境。钉螺螺壳表面有纵肋的为肋壳钉螺株，无纵肋的为光壳钉螺株。肋壳钉螺株滋生在地势低洼的平原地区、湖泊沿岸带、湖汊、湖滩、水流缓慢的小河岸边、灌溉沟渠稻田等处。而光壳钉螺株主要滋生在丘陵地带流速缓慢的小溪和杂草丛生的灌溉沟渠环境，稻田和山坡草地上也有分布。

（2）福建亚种（*O. h. tangi*）：主要分布于中国东部地区的福建、江苏苏北沿海地区及广西。其中，福建钉螺株分布于我国福建省东南沿海的某些地区，滋生在低山旁的荒草滩、山溪坡地、田和灌溉沟渠。苏北钉螺株则分布于江苏东台、大丰地区，滋生在沿海盐碱地的沟渠及草滩上。广西钉螺株主要生活在广西保水性较差的薄沙土及山沟乱石中，海拔200～400 m的地区。

（3）滇川亚种（*O. h. robertsoni*）：主要分布于中国的四川及云南省境内，海拔一般在400～1000 m，最高点可达2400 m，是各钉螺亚种中海拔分布最高的一个亚种。其中，四川钉螺株主要滋生在四川省境内的灌溉沟渠、山坡草滩或稻田内。云南钉螺株主要滋生在云南省境内的溪流和杂草丛生的灌溉沟渠中，稻田和山坡草地上也有分布。

（4）台湾亚种（*O. h. formosana*）：分布于中国台湾东西两侧的沿海丘陵山区。东部有宜兰、花莲及台东县，西部有新竹、高雄、南投和嘉义县。台湾钉螺主要滋生在溪流、沟渠、运河及稻田内，以及这些水域沿岸的潮湿环境中。

（5）邱氏亚种（*O. h. chiui*）：又称滨海亚种，仅分布于中国台湾北部的台北市。主要栖息于陡峭山坡的沟渠内或沿水岸一带，沟梁水浅，内有石块、树叶及枯树枝等，螺附着在石块或树叶树枝的下面，或匍匐在水底泥土上。

（6）片山亚种（*O. h. nosophora*）：片山亚种又称带病钉螺。主要分布于日本9县1都。按地形分有5个分布区，自东北至西南如下。①千叶县的利根川流域：位于东京东北方，涉及千叶（Chiba）、茨城（Ibaraki）、埼玉（Saitama）县。②山梨县的甲府盆地：位于东京西南方的山梨县。③静冈县的沼津沼泽地区：位于静冈县的沼泽地沿岸（县下辖市、区、郡、町）。④广岛县的片山地区：位于广岛的东侧，包括广岛县的福山和冈山地区。⑤筑后川流域：位于九州（Kyushu）的福冈久留米（Kurume）市北侧，涉及福冈的久留米及佐贺。随着日本全国防治规划的实施，目前仅在甲府盆地还有少量的钉螺分布，但已无新发患者。

（7）夸氏亚种（*O. h. quadrasi*）：又称四方钉螺。分布于菲律宾13个岛屿中的6个岛屿，在北纬6°～16°的10个省50个市的范围内，由Tuongui首次确定夸氏钉螺为日本血吸虫的中间宿主。自北向南的6个岛屿分别为吕宋（Luzon）、民都洛（Mindoro）、萨马（Samar）、莱特（Leyte）、保和（Bohol）及棉兰（Mindanao）。分布区以水相田及周围沟渠为主。

（8）林杜亚种（*O. h. lindoensis*）：分布于印度尼西亚的苏拉威西岛中部、Takolekadju山脉的林杜（Lindu）及纳普（Napu）两个孤立的盆地。两地相隔50 km，林杜钉螺主要栖息于海拔950～1200 m的平坝和林杜湖周森林及荒地。

4. 钉螺在中国的分布

钉螺（*O. hupensis*）属软体动物，有雌、雄之分，水陆两栖，由螺壳和软体两部分组成，软体部分的前部为头、颈、足和外套膜，后部是内脏。表面有纵肋者称肋壳钉螺，壳长约10 mm，宽约4 mm，分布于湖沼或水网地区；壳面光滑者为光壳钉螺，比肋壳钉螺稍小，壳长约6 mm，宽约3 mm，多见于山丘地区（图5-1）。

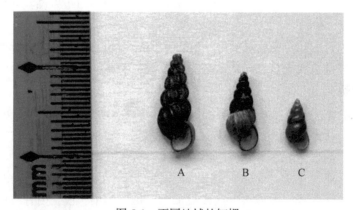

图5-1　不同地域的钉螺

A. 分布于湖沼（鄱阳湖）；B. 分布于水网（上海）；C. 分布于山区（云南）

钉螺分布于我国13个省（自治区、直辖市），即上海、江苏、浙江、安徽、福建、江西、湖北、湖南、广东、广西、四川、云南和台湾，共82个县、市、区。

在中国大陆分布，最北至江苏省宝应县（北纬 33°15′），最南至广西壮族自治区的玉林市（北纬 22°37′），最东至上海市浦东新区（东经 121°51′），最西至云南省云龙县（东经 98°52′）。高程从 0 m 至 2400 m。其分布主要取决于自然因素，在我国 1月份平均气温在 0℃ 以上，雨量在 750 mm 以上地区为钉螺的适宜滋生区域。但钉螺并不是在以上范围内普遍存在，只有部分地区有螺，呈点、片状分布。

钉螺的幼螺喜在水中生活，成螺一般在潮湿而食物丰富的陆地上生活。水流缓慢或水位升降变化不大的地区往往是适宜钉螺栖居的场所。在山丘地区，常年可在土层内查到钉螺，一般土表钉螺占 60%，浅土层约占 30%，而深土层约占 10%。水网地区，冬季冰冻时间持久，气温经常降到-5℃时，大多数钉螺深入土内。最低温度在-8~2℃时，土内钉螺的数量约为土表的 2 倍。气温 6~19℃时，土表和土内的钉螺数相仿。湖沼地区，土表钉螺占 61%，土层内占 39%，随着土层深度的增加，钉螺的数量减少，死螺数增加，在 6 cm 和 8 cm 深的土层中，找不到活螺。据现场观察，钉螺可沿沟渠岸边爬上 0.5~1.0 m 高处，也有逆流上爬的趋势。在河、沟、田的毗连处放入钉螺，100 天后绝大多数钉螺消失，剩余的钉螺有沿水流方向移动的趋势。河与沟的钉螺可互相迁移，100 天以后，钉螺移行最远的距离不到 6 m，表明在较恒定水流的情况下钉螺的扩散距离不远，但是长江汛期，江滩或江心由于洪水推动，钉螺不仅可大量随水迁移，而且扩散距离较远。但钉螺不能靠自身漂浮面随水流进行长距离的扩散，而只能依附于漂浮物上随之扩散。

根据血吸虫病流行区的地理特点及钉螺滋生地特征，可将我国钉螺分布地区分为水网型、湖沼型和山丘型三类。

（1）水网地区：江苏、浙江、上海一带的水网地区，河道、沟渠纵横交错，互相通连，密如蛛网。此外，尚有零星的凹塘，有的与河、沟相通，有的孤立存在。水网地区的河道、沟渠多直接或间接与江、湖相通，有些近海地区还受潮汐的影响，因此水位常有升降的变化。较大的河道或渠道水流较急，冲刷岸边，不利于钉螺滋生，河水流速每秒超过 14 cm 的河道岸边未发现钉螺。水流缓慢的河道和沟渠适于钉螺栖居，因此钉螺密度较高。在有螺沟渠和河道相通处，钉螺较为密集，说明有互相蔓延的可能。与有螺沟渠相通的田、塘，往往可以找到钉螺，尤以入口处的钉螺密度较高。与河、沟不通的死水塘中一般无螺。

（2）湖沼地区：根据地形和自然环境，我国有钉螺分布的湖沼地区大体上包括下列几种类型。如以植被区分，则有草滩与芦滩之分。

1）长江中、下游调蓄洪水的湖泊：这类湖泊大小不一。较大的有湖南的洞庭湖和江西的鄱阳湖。这些湖泊均与来自外围的大河相通，大河则与长江相连。每年雨季时河水上涨，周围山丘广大集水面积汇集的洪水亦涌入湖内。每当汛期长江水位上涨时，出现顶托甚至倒灌情况，大量的江水往湖里疏泄，因而滩地被淹，呈现一片汪洋。这种情况每年从 5 月、6 月开始，持续至 9 月、10 月，10 月、11 月后长江水位下落，湖水外泄，滩地暴露，形成辽阔而潮湿的草滩，有利于钉螺滋生。又由于滩地面积广阔且较为平坦，加上江水、湖水涨落的推动，钉螺呈面状分布，范围较广。这类地区的钉螺分布因不同高程及滩地的淹水时间不同而有差别。

2）洲垸：洞庭湖或与洞庭湖相通的大小湖泊中，有历年泥沙淤积而成的荒洲。这种地势高于周围的洲上生长杂草或芦苇，夏汛时被水淹没。如将此种荒洲圈圩垦种，则圩内称为垸。洲上的钉螺滋生地带是每年洪水位与枯水位之间的地带，钉螺分布在一定范围的高程内。生长芦苇的芦滩也有钉螺分布，但因地势较高，保持干燥时间较长，钉螺的死亡率较高。

3）江滩、江心洲：在长江中、下游的岸边，有沙土淤积而成的滩地，称为江滩。如滩地位于江中则称为江心洲，这种洲滩多因防汛而在靠近长江的一边或滩的周围筑堤。为了泄洪、防浪还常在堤外留有缓冲地带，在该地带均种植和保留芦苇、树木，以防浪护堤。为了保护堤岸，还在堤坡上投放大量石块形成石驳岸，因此环境较为复杂。每年汛期长江水位上涨，堤外或破堤的滩地被淹，水退后保持潮湿，生长杂草、芦苇，适于钉螺滋生。

4）内湖草滩：在较大的内湖中出现的生长杂草的滩地称为内湖草滩（草洲），滩上生长秧草、蒿草和芦苇。滩地每年从 4 月、5 月开始淹水，9 月、10 月退水，也出现"冬陆夏水"的情况，滩上河港交错，草滩上钉螺分布面广，但密度相差较大。

（3）山丘地区：地形较水网与湖沼地区尤为复杂，钉螺滋生环境也很复杂，按地形可分为高山地带、丘陵地带两类。钉螺一般是随着水系自上而下地分布在各个不同地形的滋生环境中。

5. 中国的螺情

1950 年我国有螺面积达 100 亿平方米，通过环境改造和药物杀灭等钉螺控制措施的实施，2000 年至今有螺面积已降至 36 亿～37 亿平方米。现有钉螺主要分布在沿长江中下游的湖南、湖北、江西、安徽和江苏五省的江湖洲滩地区（占有螺面积的 94%以上）。近年来，全球气候变化及退田还湖、平垸行洪等人为因素对环境的影响，造成钉螺扩散，钉螺面积有增无减。2020 年，全国查螺面积 736 984.13 hm^2，查出钉螺面积 206 125.22 hm^2，占查螺面积的 27.97%，其中新发现有螺面积 1174.67 hm^2（主要分布于湖北省 1155.61 hm^2，98.38%），复现钉螺面积 3255.53 hm^2（表 5-2 和表 5-3）。2020 年全国查出感染性钉螺面积 1.96 hm^2，分布于安徽省贵池区。2020 年全国实有钉螺面积 364 950.24 hm^2，其中湖沼型、水网型、山丘型流行区有螺面积分别为 345 481.55 hm²、140.24 hm²、19 328.45 hm²，分别占全国总有螺面积的 94.66%、0.04% 和 5.30%。湖沼型流行区钉螺主要分布在垸外环境，有螺面积 322 882.60 hm²，占湖沼型流行区总有螺面积的 93.46%。2020 年全国开展药物灭螺总面积 136 141.92 hm²，实际药物灭螺 71 980.22 hm²，环境改造灭螺 1464.03 hm²（表 5-3）。因此，杀灭钉螺仍是我国血吸虫病防治工作的重点。

表 5-2　2020 年全国查螺情况

省（自治区、直辖市）	流行乡（镇）数	查螺乡（镇）数	查出有螺乡（镇）数	新查出有螺乡（镇）数	流行村数	查螺村数	查出有螺村数	新查出有螺村数	查螺面积（hm²）	查出钉螺面积（hm²）	新发现有螺面积（hm²）
上海	80	58	7	0	1155	246	10	0	795.11	0.50	0.42
江苏	471	463	95	1	4157	3763	249	1	95 151.92	1893.65	1.67
浙江	460	404	81	0	5096	2610	229	0	5356.49	36.79	2.13
安徽	357	323	213	0	2372	1732	997	0	91 941.91	19 413.7	13.23
福建	74	37	8	0	328	76	13	0	317.19	16.78	0.00
江西	295	224	130	1	2164	1002	523	1	89 274.86	26 618.73	0.89
湖北	521	462	341	0	5386	4208	2655	13	131 784.78	52 400.53	1155.61
湖南	281	280	138	0	2415	1890	579	0	242 449.35	100 259.22	0.00
广东	35	28	2	0	132	85	1	0	578.97	6.49	0.72
广西	69	53	6	0	264	153	8	0	2038.69	6.31	0.00
四川	635	550	361	0	4439	3578	1814	0	49 886.46	4472.91	0.00
云南	74	71	54	0	468	390	231	0	27 408.40	999.61	0.00
合计	3352	2953	1436	2	28 376	19 733	7309	15	736 984.13	206 125.22	1174.67

表 5-3　2020 年全国实有钉螺面积和灭螺面积

省（自治区、直辖市）	有螺乡（镇）数	有螺村数	总面积（hm²）	湖沼型（hm²）		水网型（hm²）	山丘型（hm²）	灭螺面积（hm²）		
				垸内	垸外			药物灭螺总面积	实际药物灭螺面积	环境改造灭螺面积
上海	8	13	0.77	0.00	0.00	0.77	0.00	174.75	0.49	0.02
江苏	98	259	1906.86	0.00	1736.22	136.81	33.83	11 223.10	1804.19	215.91
浙江	88	289	71.48	0.00	0.00	1.85	69.63	1936.97	92.51	1.66
安徽	217	1035	26 238.85	0.00	22 655.13	0.00	3583.72	10 076.17	6513.25	69.08

续表

省（自治区、直辖市）	有螺乡（镇）数	有螺村数	总面积（hm²）	湖沼型（hm²）		水网型（hm²）	山丘型（hm²）	灭螺面积（hm²）		
				垸内	垸外			药物灭螺总面积	实际药物灭螺面积	环境改造灭螺面积
福建	8	13	16.78	0.00	0.00	0.00	16.78	27.63	8.45	0.09
江西	151	664	83 591.9	0.00	81 063.31	0.00	2528.59	10 138.98	6745.51	217.56
湖北	347	2704	71 098.98	22 598.95	45 858.40	0.00	2641.63	34 881.97	27 471.39	868.25
湖南	145	605	172 493.82	0.00	171 569.54	0.00	924.28	33 986.14	21 943.22	42.52
广东	2	2	6.49	0.00	0.00	0.81	5.68	83.13	6.49	18.30
广西	6	8	6.31	0.00	0.00	0.00	6.31	18.65	6.31	0.11
四川	432	2315	8461.86	0.00	0.00	0.00	8461.86	24 361.4	6449.85	29.97
云南	55	249	1056.14	0.00	0.00	0.00	1056.14	9233.03	938.56	0.56
合计	1557	8156	364 950.24	22 598.95	322 882.60	140.24	19 328.45	136 141.92	71 980.22	1464.03

二、氯硝柳胺杀钉螺试验方法和评价指标

1. 行业标准

中华人民共和国农业部发布的《农药登记用杀钉螺剂药效试验方法和评价》（NY/T 1617—2008）。

2. 仪器设备

搪瓷盘（30 cm×40 cm）、小型喷雾器、恒温恒湿培养箱等。

3. 试剂与材料

（1）生物试材：野外捕捉经实验室培养的 6～8 旋非感染性湖北钉螺成螺。
（2）试验药剂。
（3）对照药剂：50%氯硝柳胺乙醇胺盐可湿性粉剂。
（4）空白对照：脱氯水。

4. 试验方法

（1）室内试验
1）试验条件：温度为 26℃±1℃，相对湿度为 60%±5%。
2）浸杀试验：根据药剂特性，将试验药剂用脱氯水配制 5～7 个等比浓度，分别将 300 ml 药液倒入 500 ml 烧杯中，每只烧杯放入 30 只试验钉螺，用塑料窗

纱盖于药液表面下 1 cm 处，以防钉螺爬出，同时设对照药剂和空白对照。浸杀 24 h、48 h 和 72 h 后，倒去药液，脱氯水冲洗 3 次，在衬有 3 层滤纸的平皿中恢复饲养 72 h，用水养法和敲击法鉴定钉螺死活，并记录各处理组总螺数（N_i）和死亡螺数（K_i）。若空白对照组钉螺死亡率大于 10%，试验应重新进行。试验重复 3 次。

3）喷洒试验：取无污染泥土，晒干敲碎，过 60 目筛。称取细土 1000 g 倒入搪瓷盘，制成 1～2 cm 厚的泥盘，铺平后加入 200～300 ml 脱氯水，保持含水量 20%～30%。放入钉螺 100 只，用小型喷雾器均匀喷入配制的 5～7 个浓度药液，药液用量 1 L/m^2，同时设对照药剂和空白对照。喷药后 1 天、3 天、7 天（根据药剂特性可适当延长观察时间）分别取出 1 个试验泥盘，捡出盘中所有钉螺，脱氯水冲洗 3 次，在衬有 3 层滤纸的平皿中恢复饲养 72 h，用水养法和敲击法鉴定钉螺死活，并记录各处理总螺数（N_i）和死亡螺数（K_i）。若空白对照组钉螺死亡率大于 10%，试验应重新进行。试验重复 3 次。

（2）现场试验

1）试验条件：现场试验宜在温度为 18～35℃、相对湿度为 50%～80% 的条件下进行，试验期间天气状况应相对稳定，如遇暴雨，试验应重新进行。

2）浸杀试验：通过调查，选取沟壁钉螺密度大于 10 只/框的小型沟渠，等距分割成多段，段与段无水间隔 1～3 m，每段水体体积 2～5 m^3，施药前按常规清理环境，根据室内试验结果，至少设 3 个试验剂量。每段等距离吊放含 30 只钉螺的螺袋 9 个。其中，3 段作为试验组，1 段为对照药剂（制剂量为 2 g/m^3），1 段为空白对照。施药后 24 h、48 h 和 72 h 各取 3 个螺袋，脱氯水冲洗 3 次，在衬有 3 层滤纸的平皿中恢复饲养 72 h 后，用水养法和敲击法鉴定钉螺死活，并记录各处理总螺数（N_i）和死亡螺数（K_i）。若空白对照组钉螺死亡率大于 10%，试验应重新进行。试验重复 3 次。

3）喷洒试验：通过调查，选取钉螺密度大于 10 只/框的钉螺滋生地，分割成多个小区，每个小区约 100 m^2，清除小区内高于 5 cm 的杂草并移出试验区。其中，3 个小区为试验组，1 个小区为空白对照。分别按试验剂量喷洒药剂，药液用量不少于 1 L/m^2，空白组喷洒等量脱氯水。施药后 1 天、3 天和 7 天（根据药剂特性可适当延长观察时间），用棋盘式抽样法调查钉螺，分别在每个试验区和对照区抽取 10 框，捕捉框内全部钉螺，以框为单位用纸袋包好，记录编号、捕获螺数量，回室内用脱氯水冲洗 3 次，在衬有 3 层滤纸的平皿中恢复饲养 72 h 后，用水养法和敲击法鉴定钉螺死活，并记录各处理总螺数（N_i）和死亡螺数（K_i）。若空白对照组钉螺死亡率大于 10%，试验应重新进行。试验重复 3 次。

5. 数据统计与分析

将 3 次室内试验的数据按线性加权回归法计算求出 LC_{50} 和死亡率。

将现场试验数据按式（5-1）和式（5-2）计算各处理的校正死亡率，计算结果均保留到小数点后两位。

$$P = \frac{\sum K_i}{\sum N_i} \times 100 \qquad (5\text{-}1)$$

式中，P 表示死亡率，单位为%；$\sum K_i$ 表示死亡螺数，单位为只；$\sum N_i$ 表示处理总螺数，单位为只。

$$P_i = \frac{P_t - P_0}{1 - P_0} \qquad (5\text{-}2)$$

式中，P_i 表示校正死亡率，单位为%；P_t 表示处理死亡率，单位为%；P_0 表示空白对照死亡率，单位为%。

若对照死亡率<5%，则无须校正；对照死亡率在 5%～10%，应按式（5-2）进行校正；空白对照死亡率>10%，试验需重新进行。

6. 药效评价指标

室内试验和现场试验结果均达到浸杀或喷洒评价指标的为合格产品（表 5-4 和表 5-5）。

表 5-4　室内药效评价指标

种类	LC_{50}		死亡率/%	
	浸杀/(mg/L)	喷洒/(g/m³)	浸杀	喷洒
化学合成	≤1	≤1	=100	>95
天然源	≤10	≤10	>90	>80

表 5-5　现场药效评价指标

种类	死亡率/%	
	浸杀	喷洒
化学合成	>95	>85
天然源	>90	>80

三、氯硝柳胺杀钉螺效果

近年来钉螺不断从长江上游向下游及沿通江、湖的河道向内陆扩散，使得血吸虫病疫情不断上升，故杀灭钉螺仍是当前控制血吸虫病传播的主要有效措施之一。目前主要用于杀灭钉螺的杀螺药是氯硝柳胺，人们对其用量及其杀螺药效开展了一系列研究，极大地推动了血吸虫病防治工作的进展。

陈国瑜等在实验室分别采用喷洒法和浸杀法考察了不同浓度50%氯硝柳胺乙醇胺盐的杀钉螺效果。研究发现，采用喷洒法作用24 h，1.0 g/m^2、0.5 g/m^2、0.25 g/m^2、0.125 g/m^2、0.0625 g/m^2、0.031 25 g/m^{2}和0.015 625 g/m^{2}剂量组钉螺死亡率分别为76%、78%、94%、98%、100%、100%、100%；作用48 h，各剂量组钉螺死亡率分别为70%、90%、98%、92%、100%、100%、100%。采用浸杀法作用24 h，1.0 g/m^2、0.5 g/m^2、0.25 g/m^{2}和0.125 g/m^{2}剂量组钉螺死亡率分别为12%、100%、100%、100%；作用48 h，各剂量组钉螺死亡率分别为92%、100%、100%、100%，表明氯硝柳胺在实验室发挥了非常高效的杀灭钉螺效果。

王志成采用喷粉法进行50%氯硝柳胺可湿性粉剂现场杀螺试验，50%氯硝柳胺可湿性粉剂使用剂量为2 g/m^2，经过3天、5天、7天、15天和30天，钉螺死亡率分别为71.58%、62.80%、69.03%、90.16%和95.48%。同时，研究者发现采用喷粉法，不需要用水，从而克服了喷洒法实施受环境无水或缺水条件制约的缺点。该项研究证实，在不除障的情况下采用喷粉法灭螺能取得很好的杀螺效果，同时大幅度降低了工时费用。

戴建荣等用25%氯硝柳胺悬浮剂进行现场喷洒杀钉螺试验，使用剂量为0.5 mg/（L·m^2），经过3天、7天和15天，钉螺死亡率分别为95.77%、99.07%和97.09%。用50%氯硝柳胺乙醇胺盐可湿性粉剂，使用剂量也为0.5 mg/(L·m^2)，经过3天、7天和15天，钉螺死亡率分别为97.37%、95.19%和97.41%。由于氯硝柳胺悬浮剂在不影响杀螺效果的基础上，可减少氯硝柳胺药物的用量，节约成本，减少对环境的污染。加上悬浮剂可与水以任意比例混合，减少了氯硝柳胺的使用限制，扩大了应用范围。因此，25%氯硝柳胺悬浮剂是一种高效、实用、价廉、方便的新剂型。

氯硝柳胺不仅对钉螺成螺杀螺效果好，对钉螺螺卵和幼螺也同样具有较强的杀灭作用。戴建荣等在实验室采用25%氯硝柳胺悬浮剂浸杀钉螺幼螺，发现作用24 h、48 h、72 h，LC$_{50}$分别为0.0625 mg/L、0.0474 mg/L、0.0442 mg/L。在同样的试验条件下，25%氯硝柳胺悬浮剂对螺卵LC$_{50}$分别为0.0506 mg/L、0.0496 mg/L、0.0473 mg/L，说明氯硝柳胺是一种适合杀灭各生长发育阶段钉螺的灭螺剂。

钉螺在水中通过吸收水体中的溶解氧获取氧气以维持生命，水中的氧含量及相同水体中钉螺的数量将会影响单只钉螺的氧占有量。在氯硝柳胺浸杀钉螺时，单只钉螺占有药液的体积，既与单只钉螺拥有的绝对剂量氯硝柳胺有关，又与氧占有量有关，这些因素都可能对杀螺效果产生影响。因而，在实验室观察杀螺效果时，应尽量控制好这些影响因素，使试验能正确反映氯硝柳胺作用于钉螺的量效关系。

　　戴建荣等开展了氯硝柳胺不同药液体积对杀螺效果影响的研究。试验发现，每只钉螺用药液体积分别为 0.5 ml、1.0 ml、2.0 ml、3.3 ml、10.0 ml 和 20.0 ml 浸杀时，24 h 的 LC_{50} 分别为 0.2242 mg/L、0.1768 mg/L、0.1064 mg/L、0.0788 mg/L、0.0788 mg/L 和 0.0654 mg/L，随着药液体积的增加，杀螺效果也增加，但增加至每只 3.3 ml 后，杀螺效果基本一致；48 h 的 LC_{50} 分别为 0.0670 mg/L、0.1167 mg/L、0.0754 mg/L、0.0640 mg/L、0.0611 mg/L 和 0.0367 mg/L，每只 1.0 ml 以上药液体积组杀螺效果与 24 h 组杀螺效果基本一致，但每只 0.5 ml 组杀螺效果反而高于较大药液体积组，说明每螺 3.3 ml 药液体积的药物剂量基本能满足杀螺试验的要求，能通过量效关系较好地反映杀螺药的特性。此外，过多增加药液体积虽然能很好地体现量效关系，但增大药液量的同时也增加了工作量和试验操作难度，反而易导致试验出现差错。所以，药物的剂量、体积既不能太少，又不需太多。

　　药液量的多少会影响钉螺药物占有量和氧占有量，进而影响杀螺效果，既与钉螺数量相关，又与工作量和试验质量有关。为了进一步确定用螺数与用药量的正确关系，增加试验的可比性和可操作性，戴建荣等又进行了不同用螺数对氯硝柳胺杀螺效果影响的研究。其用 10 只/袋、30 只/袋和 50 只/袋钉螺作为一个观察组，测定钉螺死亡率，研究药物杀螺效果。研究结果显示，不同用螺数组间杀螺效果无显著性差异，但分装 10 只/袋、30 只/袋和 50 只/袋钉螺，平均每袋用时分别为 16.25 s、38.75 s、76.25 s，随着用螺数的增加，用时数也在增加，而且钉螺数的差错率也相应增加，其差错率分别为 0、0.04%和 18.80%。可见，增加用螺数并不增加试验的正确性，反而增加工作量，造成更多的工作误差。在溶液配制和死亡率观察中，也同样存在着工作量增加与误差增加的问题。此外，在探讨药液量对杀螺效果影响的研究中，每只钉螺的药液体积为 10 ml，杀螺效果处于量效曲线平稳段的中间，效果评价更为稳定与客观，与 WHO 的筛选杀螺药要求也一致。因此，在灭螺药物筛选和效果研究时，正确的试验方法是每一观察组 10 只钉螺，投入 100 ml 溶液的玻璃器皿中进行浸泡杀螺，这样既能较好地反映药物的杀螺特性，又减少了工作量和试验误差，同时也符合 WHO 的推荐方法。

　　戴建荣等又考察了从现场采集钉螺后，在实验室饲养不同时间对杀螺效果的影响。研究者将平行采集自江苏南京和安徽铜陵两地的钉螺，分别在实验室饲养 1 天、6 天、11 天、16 天、21 天、31 天、61 天和 91 天后，在 25℃用浸杀法进行杀螺试验。氯硝柳胺用脱氯水配成有效浓度为 1.0 mg/L、0.5 mg/L、0.25 mg/L、0.125 mg/L、0.0625 mg/L 和 0.0313 mg/L 的药液。研究结果显示，室内饲养 1～11 天，1.0 mg/L 氯硝柳胺浸泡钉螺 24 h，钉螺死亡率均达 100%，杀螺效果稳定，南京钉螺 24 h 的 LC_{50} 为 0.0947~0.1339 mg/L，48 h 为 0.0718~0.0926 mg/L；铜陵钉螺 24 h 的 LC_{50} 为 0.0825~0.1039 mg/L，48 h 为 0.0718~0.0825 mg/L。饲养时间超过 11 天后，杀螺效果显著降低且不稳定；饲养 11 天与 16 天 1.0 mg/L 氯硝柳胺浸泡钉螺 24 h，杀螺效果差异有显著性意义。上述试验结果表明，钉螺在室内饲养时间超过 11 天，对氯硝柳胺的敏感性会显著降低，会影响杀螺效果的评价，故用于杀螺剂筛选的钉螺应选择在室内饲养时间不超过 11 天为宜。

四、我国钉螺对氯硝柳胺的敏感性

钉螺在我国分布于南方 12 个省（自治区、直辖市）。根据钉螺滋生地、生理、生化、遗传和易感性不同，一般认为我国钉螺存在不同的亚种或地理株。文献报道氯硝柳胺在不同地区的灭螺效果不一致，这是否与钉螺存在不同亚种或株，进而导致不同地区钉螺对氯硝柳胺敏感性存在差异有关？为了探索这一问题，戴建荣等对我国钉螺对氯硝柳胺的敏感性进行了研究。

研究者运用随机抽样的方法，抽取 10 个省（市）、33 个县、37 个点的钉螺（广东、广西当年未发现钉螺）测定各点钉螺对氯硝柳胺的敏感性。研究结果显示：1.0 mg/L 氯硝柳胺浸杀钉螺 24 h 或 0.5 mg/L 氯硝柳胺浸杀钉螺 48 h，即能完全杀灭各地钉螺，与 2000 年中华人民共和国卫生部疾病控制司编写的《血吸虫病防治手册》（第三版）规定的氯硝柳胺现场灭螺剂量 1 mg/L 浸杀或 1 g/m^2 喷洒相符。

尽管高浓度氯硝柳胺可完全杀灭各地钉螺，但在 0.0625 mg/L 浓度组，其死亡率波动较大（0~100%），Snk 法多因素方差分析各点钉螺对氯硝柳胺的敏感性差异有统计学意义。但 3 种类型钉螺及 10 个省（市）钉螺间对氯硝柳胺的敏感性差异无统计学意义，难以从钉螺的种群、类型差异中得到解释。这种差异是与不同点钉螺对氯硝柳胺的耐受性不一致有关，还是由于大规模灭螺工作中，有些地区用药浓度不足或操作不够规范，钉螺处于不足以被杀灭的浓度下生存繁殖，使这些钉螺逐渐对氯硝柳胺产生抗药性，尚待进一步研究。

第二节 氯硝柳胺在控制曼氏血吸虫宿主双脐螺中的应用

一、双脐螺概述

双脐螺是曼氏血吸虫中间宿主，是雌雄同体、卵生淡水螺。双脐螺属于软体

动物门（Mollusca）、腹足纲（Gastropoda）、肺螺亚纲（Pulmonata）、基眼目
（Basommatophora）、扁蜷螺科（Planorbidae）、双脐螺属。研究发现双脐螺属中共
包括 34 个种，大多数双脐螺均可感染曼氏血吸虫，但其易感性具有一定的差异。
双脐螺为右旋螺，形态呈圆饼状或透镜状，具有两面凹的壳，螺壳的厚度各种间
差异较大，螺层数取决于螺的年龄和大小，一般为 3.5～7.0 个。螺壳颜色种间差
异较大，可从褐色到深红色，但现场采集的螺颜色通常呈现灰色、黑色或白色。

双脐螺主要分布于亚洲（4 个国家）、非洲（39 个国家）、拉丁美洲（10 个国
家）等的 53 个国家。传播曼氏血吸虫的中间宿主双脐螺主要分布于非洲、中东和
美洲的热带及亚热带地区。

1. 非洲地区的双脐螺

分布于非洲的双脐螺共包括 12 个种，Mandahl-Barth 等将非洲的双脐螺分成
4 个组，分别为菲氏组、苏丹组、凹脐组和亚历山大组。

菲氏组双脐螺广泛分布于撒哈拉以南的非洲、马达加斯加、也门及沙特阿拉
伯的西南部，主要为菲氏双脐螺（*Biomphalaria pfeifferi*）。有研究人员将分布于赞
比亚和坦桑尼亚南部的双脐螺归为菲氏双脐螺罗得西亚亚种（*B. pfeifferi
rhodesiensis*）。此外，该组种还包括卢氏双脐螺（*B. ruppellii*）和阿拉伯双脐螺
（*B. arabica*）。其中，卢氏双脐螺主要分布于非洲北部和也门，而阿拉伯双脐螺主
要分布于沙特阿拉伯。菲氏组中的双脐螺最多具有 5 个螺层，成年螺长度通常不
超过 15 mm。

苏丹组双脐螺主要分布于非洲的赤道区域，包括分布于东部区域的苏丹双脐
螺（*B. sudanica*）、分布于西部区域的喀麦隆双脐螺（*B. camerunensis*）及分布于
安哥拉的塞林双脐螺（*B. salinarum*）。苏丹组双脐螺的螺层多在 6 个以上，成年
螺长度一般超过 20 mm。

凹脐组双脐螺广泛分布于中非地区的湖区，包括分布于维多利亚湖和艾伯特
湖的凹脐双脐螺（*B. choanomphala*）、分布于艾伯特湖的斯坦莱双脐螺（*B. stanleyi*）
及分布于爱德华湖的斯密斯双脐螺（*B. smithi*），而分布于卢旺达、喀麦隆及乍得
境内湖泊周围的双脐螺，从其生态表型上更加接近于菲氏组。凹脐组双脐螺的螺
层多在 5 个以下，成年螺长度一般不超过 12 mm。

亚历山大组双脐螺主要包括亚历山大双脐螺（*B. alexandrina*）和角形双脐螺
（*B. angulosa*）2 个种。其中亚历山大双脐螺主要分布于尼罗河三角洲以南至纳瑟
尔湖并延伸至利比亚的区域，角形双脐螺分布于坦桑尼亚南部至南非的山区，分
布区域多呈不连续分割状态。亚历山大组双脐螺的螺层通常在 5 个以上，成年螺
的长度可达 15 mm。

其他种类的双脐螺包括鲍尔蒂双脐螺（*B. barthi*）和 *B. tchadiensis*，其中鲍尔蒂双脐螺主要分布于埃塞俄比亚，而 *B. tchadiensis* 主要分布于乍得湖周围的喀麦隆、尼日利亚及乍得等国家。

2. 美洲地区的双脐螺

分布于美洲的双脐螺共包括 22 个种，其中有 3 个种可在自然条件下感染曼氏血吸虫，包括光滑双脐螺（*B. glabrata*）（图 5-2）、浅栖双脐螺（*B. tenagophila*）及藁杆双脐螺（*B. straminea*）。其他一些种属可在实验室条件下感染曼氏血吸虫，包括亚马逊双脐螺（*B. amazonica*）、喜湿双脐螺（*B. helophila*）和帕氏双脐螺（*B. peregrina*）等。

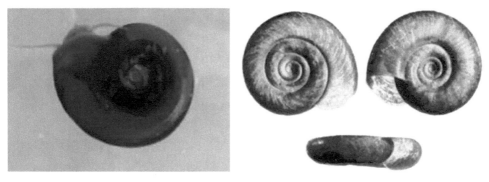

图 5-2 光滑双脐螺的形态

光滑双脐螺是美洲地区曼氏血吸虫重要的中间宿主，其对曼氏血吸虫高度易感，主要分布于美洲的加勒比海地区、委内瑞拉及苏里南等地。历史上，光滑双脐螺曾在巴西广泛分布，但近年来的调查发现，在巴西东北部地区光滑双脐螺主要被藁杆双脐螺取代，而在巴西东南部地区主要被浅栖双脐螺取代。由于光滑双脐螺易于在实验室培养，出于曼氏血吸虫研究的需求，全球多个实验室对其进行了培养，这导致了光滑双脐螺在世界范围内的播散。目前，已有在尼罗河三角洲发现光滑双脐螺的报道。

藁杆双脐螺是美洲地区分布最广的双脐螺，其分布范围南至阿根廷和巴拉圭，东至智利和秘鲁，北至中美洲地峡并扩展到加勒比岛链。调查发现，该螺作为外来入侵物种目前已播散到了中国的香港和深圳地区。藁杆双脐螺仅对当地的曼氏血吸虫株易感，而对侵入地的曼氏血吸虫株不易感，故曾将其作为竞争螺类来对曼氏血吸虫进行生物控制。

浅栖双脐螺主要分布于美洲的南部地区，包括巴西南部、玻利维亚东部、巴拉圭、乌拉圭和阿根廷等地区。同时，美洲还存在着多种其他双脐螺，包括 *B.*

andecola（秘鲁）、*B. havanensis*（古巴）、*B. kuhniana*（多米尼加岛）等，但均未见其感染曼氏血吸虫的报道。

主要双脐螺种类及其分布见表 5-6。

表 5-6　主要双脐螺种类及其分布

种类	分布国家/地区
亚历山大双脐螺（B. alexandrina）	埃及、刚果、利比亚
角形双脐螺（B. angulosa）	坦桑尼亚、赞比亚、南非、马拉维
凹脐双脐螺（B. choanomphala）	维多利亚湖、艾伯特湖
斯密斯双脐螺（B. smithi）	爱德华湖
斯坦莱双脐螺（B. stanleyi）	艾伯特湖
菲氏双脐螺（B. pfeifferi）	撒哈拉以南的非洲、也门、沙特阿拉伯
B. ruppelli（菲氏双脐螺的离生种）	非洲北部
苏丹双脐螺（B. sudanica）	苏丹、乌干达、肯尼亚、坦桑尼亚、中非、加纳、扎伊尔
喀麦隆双脐螺（B. camerunensis）	喀麦隆、尼日利亚
波氏双脐螺（B. boissyi）	埃及
光滑双脐螺（B. glabrata）	巴西、多米尼加、波多黎各、圣马丁、安提瓜、瓜德罗普、马提尼克、圣卢西亚、委内瑞拉、苏里南、尼罗河三角洲
藁杆双脐螺（B. straminea）	美洲地区南至阿根廷和巴拉圭，东至智利和秘鲁，北至中美洲地峡并扩展到加勒比岛链
浅栖双脐螺（B. tenagophila）	巴西南部、玻利维亚东部、巴拉圭、乌拉圭、阿根廷
卢氏双脐螺（*B. ruppelli*）	非洲北部和也门
阿拉伯双脐螺（*B. arabica*）	沙特阿拉伯
鲍尔蒂双脐螺（*B. barthi*）	埃塞俄比亚
帕氏双脐螺（*B. peregrina*）	美洲
亚马逊双脐螺（*B. amazonica*）	美洲
喜湿双脐螺（*B. helophila*）	美洲
B. tchadiensis	喀麦隆、尼日利亚、乍得
塞林双脐螺（*B. salinarum*）	安哥拉

*目前已知在非洲可作为曼氏血吸虫中间宿主的种类。

3. 我国的双脐螺

藁杆双脐螺为淡水螺，其螺壳右旋，壳质较厚，体型较小，壳直径为 9～12 mm，高约 3 mm。螺体外层迅速增长膨胀，形成椭圆形的壳口，螺层为 4 层。螺层背面较为平缓，壳顶部深凹，腹面凸并具有很深脐孔，壳面为黄褐色、棕色及灰色，有较细生长纹。

藁杆双脐螺原产于南美洲东南部，雌雄同体，可自体或异体受精，产卵量高，卵的孵化率高，繁殖力强，且能耐受干旱时间长，对环境适应性强。目前，藁杆双脐螺已经扩散到其原产地外的其他地区。我国原无藁杆双脐螺滋生，1974 年在香港发现其入侵踪迹，可能是通过热带水生植物或者与南美国家的鱼类贸易造成了其入侵。此后，在深圳、东莞和惠州的不同水域也发现了藁杆双脐螺的存在，且在当地已经形成优势种群，有进一步向周边区域扩散的趋势。

二、氯硝柳胺杀双脐螺效果

虽然我国为曼氏血吸虫病的非流行区，但由于近年来国际贸易、旅游发展迅速，国际人员交往频繁，曼氏血吸虫感染者不断流动和扩散，并且随着我国劳务输出到非洲等地区的人员不断增多，在归国劳务人员等人群中发现的曼氏血吸虫病等的输入性病例也逐渐增加。因此，曼氏血吸虫病在我国传播或流行的潜在风险因素正在逐步增加，必须引起高度重视，及早采取相应的防控措施，加强监测，降低该病在我国传播或流行的风险。

戴建荣等考察了 25%氯硝柳胺悬浮剂（SCN）、50%氯硝柳胺乙醇胺盐可湿性粉剂（WPN）和氯硝柳胺原药对光滑双脐螺成螺和螺卵的杀灭效果。研究发现，将光滑双脐螺成螺浸泡在 SCN、WPN 和氯硝柳胺原药溶液中 24 h，LC_{50} 分别为 0.218 mg/L、0.218 mg/L、0.203 mg/L；浸泡 48 h，LC_{50} 分别为 0.189 mg/L、0.203 mg/L、0.189 mg/L；浸泡 72 h，LC_{50} 分别为 0.165 mg/L、0.218 mg/L、0.177 mg/L。将光滑双脐螺螺卵浸泡在 SCN、WPN 和氯硝柳胺原药溶液中 24 h，LC_{50} 分别为 0.153 mg/L、0.173 mg/L、0.171 mg/L；浸泡 48 h，LC_{50} 分别为 0.085 mg/L、0.096 mg/L、0.155 mg/L；浸泡 72 h，LC_{50} 分别为 0.077 mg/L、0.097 mg/L、0.087 mg/L，表明氯硝柳胺对光滑双脐螺成螺和螺卵均具有很强的杀灭效果。

张超群采用浸杀试验，分别考察了 25%氯硝柳胺悬浮剂对藁杆双脐螺成螺、幼螺及螺卵的杀灭效果。研究发现，25%氯硝柳胺悬浮剂浸杀成螺 24 h 的 LC_{50} 为 0.013 mg/L、95%致死浓度（LC_{95}）为 0.019 mg/L，浸杀 48 h 的 LC_{50} 为 0.014 mg/L、LC_{95} 为 0.026 mg/L，浸杀 72 h 的 LC_{50} 为 0.010 mg/L、LC_{95} 为 0.028 mg/L。浸杀幼螺 24 h 的 LC_{50} 为 0.014 mg/L、LC_{95} 为 0.027 mg/L，浸杀 48 h 的 LC_{50} 为 0.013 mg/L、LC_{95} 为 0.026 mg/L，浸杀 72 h 的 LC_{50} 为 0.013 mg/L、LC_{95} 为 0.026 mg/L。浸杀螺卵 24 h 的 LC_{50} 为 0.013 mg/L、LC_{95} 为 0.019 mg/L，浸杀 48 h 的 LC_{50} 为 0.013 mg/L、LC_{95} 为 0.019 mg/L，浸杀 72 h 的 LC_{50} 为 0.011 mg/L、LC_{95} 为 0.017 mg/L。由此可见，藁杆双脐螺对氯硝柳胺的敏感性较高，氯硝柳胺对藁杆双脐螺成螺、幼螺及螺卵均具有较强的杀灭效果，可以作为预防藁杆双脐螺扩散的有效杀螺药物。

第三节　氯硝柳胺在控制埃及血吸虫宿主小泡螺中的应用

一、小泡螺概述

　　小泡螺是埃及血吸虫中间宿主，是雌雄同体、卵生淡水螺。小泡螺属于软体动物门（Mollusca）、腹足纲（Gastropoda）、肺螺亚纲（Pulmonata）、基眼目（Basommatophora）、扁蜷螺科（Planorbidae）、小泡螺属，共 37 种。小泡螺为左旋螺（图 5-3），形状包括高尖塔形、低尖塔形、卵形、球形等。螺层通常为 4～7 个，成年小泡螺大小各异，高度通常在 4～23 mm。自然环境中，小泡螺的螺壳通常被灰色或黑色物质覆盖，颜色可从白色到深褐色。

　　成年螺均无厣，无鳃，通过右侧外套膜腔内壁特化成"肺"进行气体交换。具有 1～2 对触角，触角端部或基部有 1 对眼。具有一心室一心房，一个肾脏。神经系统集中在食管前端，侧脏神经链一般不交叉成"8"字形。总体上螺体主要由两部分组成，一部分为外壳，包藏软体用；另一部分为软体，包括头、颈、足、外套和内脏。

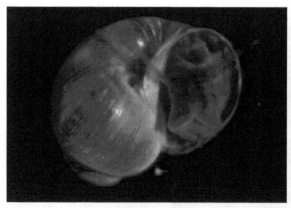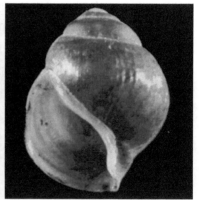

图 5-3　小泡螺的形态

二、小泡螺的种类和分布

　　小泡螺广泛分布于非洲、印度洋和大西洋附近的岛屿、地中海和中东的相邻地区。根据螺壳和齿舌的形状、泌尿生殖器的特征及对血吸虫的易感程度等特性，将小泡螺分成 4 个组，分别为非洲组、网纹组、福氏组及截形/热带复合组。

1. 非洲小泡螺组

该组螺主要包括球形小泡螺（ *Bulinus globosus* ）、非洲小泡螺（ *B. africanus* ）、纳苏小泡螺（ *B. nasutus* ）、阿比西尼亚小泡螺（ *B. abyssinicus* ）、乌干达小泡螺（ *B.ugandae* ）、脐状小泡螺（ *B. umbilicatus* ）、儒氏小泡螺（ *B. jousseaumei* ）、*B. hightoni*、*B. obtusus*、*B. obtusispira* 等。

该组中的所有小泡螺均呈球状或卵状螺旋，具有腹侧肾脊，成螺长度一般为 15～22 mm，其染色体数目均为 18 条。非洲小泡螺组中的多数螺为非洲撒哈拉以南地区埃及血吸虫和间插血吸虫的重要中间宿主，同时也是多种寄生于家畜和野生动物的血吸虫中间宿主。该组中各种小泡螺的生存环境各异，包括暂时/季节性雨水池、永久性池塘和湖泊、快速流动河流沿岸的植被中等。

球形小泡螺广泛分布于撒哈拉以南的非洲地区。非洲小泡螺分为非洲小泡螺非洲亚种（ *B. africanus africanus* ）和非洲小泡螺卵形亚种（ *B. africanus ovoideus* ）两个亚种。其中，非洲亚种主要分布于非洲南部和中部地区，而卵形亚种主要分布于非洲东部地区。纳苏小泡螺主要分布于非洲东部地区，可分为东部的纳苏亚种（ *B. nasutus nasutus* ）和西部的长身贝亚种（ *B. nasutus productus* ）。阿比西尼亚小泡螺分布于埃塞俄比亚和索马里。乌干达小泡螺分布于维多利亚湖背部至埃塞俄比亚和苏丹的区域。脐状小泡螺和儒氏小泡螺分布于非洲西部的赤道北部地区，包括乍得、塞内加尔、苏丹及马里等国家。*B. hightoni* 主要分布于肯尼亚的东北部。*B. obtusus* 主要分布于乍得。*B. obtusispira* 主要分布于马达加斯加。

2. 网纹小泡螺组

该组包括网纹小泡螺（ *B. reticulatus* ）和卫氏小泡螺（ *B. wrighti* ）。该组的小泡螺较小，呈球形，无肾脊，长度一般小于 10 mm，染色体数目为 18 条。网纹小泡螺主要分布于非洲东部埃塞俄比亚至南非的区域内，其在实验室条件下对埃及血吸虫和牛血吸虫易感。卫氏小泡螺主要分布于亚丁湾和阿拉伯半岛，为埃及血吸虫的自然中间宿主，同时在实验室条件下对多种动物血吸虫易感。

3. 福氏小泡螺组

该组主要包括福氏小泡螺（ *B. forskali* ）、鳞纹小泡螺（ *B. scalaris* ）、*B. canascens*、晶澈小泡螺（ *B. crystallinus* ）、塞内加尔小泡螺（ *B. senegalensis* ）、喀麦隆小泡螺（ *B. camerunensis* ）、*B. bavayi*、圈纹小泡螺（ *B. cernicus* ）、毕克小泡螺（ *B. beccarii* ）等。

该组小泡螺通常较小，长度一般小于 10 mm，无唇脊，呈细长高尖塔状，染色体数目为 18 条。一般栖息于小的、浅的季节性溪流和池塘中。其中，福氏小泡螺广泛分布于非洲的大部分地区。鳞纹小泡螺主要分布于非洲东部及中部。*B. canascens* 主要分布于安哥拉和赞比亚。晶澈小泡螺主要分布于安哥拉。塞内加尔小泡螺主要分布于非洲的西部。喀麦隆小泡螺主要分布于喀麦隆西部地区的湖泊中。*B.bavayi* 主要分布于马达加斯加。圈纹小泡螺主要分布于毛里求斯。毕克小泡螺主要分布于阿拉伯半岛的南部。

福氏小泡螺自然条件下可感染埃及血吸虫、间插血吸虫及牛血吸虫，实验室条件下对埃及/间插血吸虫的杂交虫株具有易感性。毕克小泡螺、圈纹小泡螺及塞内加尔小泡螺为当地自然环境中埃及血吸虫的中间宿主，*B. bavayi* 和晶澈小泡螺可在实验室条件下感染埃及血吸虫。福氏小泡螺、喀麦隆小泡螺、圈纹小泡螺、晶澈小泡螺及鳞纹小泡螺对间插血吸虫及牛血吸虫易感。除了 *B. canascens*，该群组中的其他小泡螺均可对一种或多种非人类的血吸虫易感。

4. 截形/热带小泡螺复合组

该复合组分为二倍体的热带小泡螺群（$2n=36$）和四倍体的截形小泡螺群（$4n=72$）。截形小泡螺群则分布于整个非洲大陆、亚洲东部至伊朗等地区，为埃及血吸虫重要的中间宿主，而热带小泡螺群广泛分布于撒哈拉以南的非洲地区，该组小泡螺不能传播血吸虫病。近年来研究显示，热带小泡螺组中的一些种在实验室条件下可感染非洲北部的埃及血吸虫虫株。

截形小泡螺群包括截形小泡螺（*B. truncatus*）、罗氏小泡螺（*B. rohlfsi*）和盖氏小泡螺（*B. guernei*）。热带小泡螺群包括热带小泡螺（*B. tropicus*）、*B. liratus*、纳塔尔小泡螺（*B. natalensis*）、顾氏小泡螺（*B. coulboisi*）、*B. permembranaceus*、平背小泡螺（*B. depressus*）、安哥拉小泡螺（*B. angolensis*）、尼阿萨小泡螺（*B. nyassanus*）、横小泡螺（*B. transversalis*）、三棱小泡螺（*B. trigonus*）、八角小泡螺（*B. octoploidus*）和 *B. hexaploidus* 等。

5. 小泡螺的地区分布

小泡螺分布于亚洲（10 个国家）、非洲（44 个国家）、欧洲（1 个国家）的 55 个国家。埃及血吸虫与各种小泡螺间的相容性较为严格。例如，非洲小泡螺主要对非洲热带地区的埃及血吸虫易感，截形小泡螺主要对地中海和中东地区的埃及血吸虫易感。来自北非和中东的埃及血吸虫不能在非洲小泡螺群中发育。反之，非洲热带地区的埃及血吸虫也不能在截形小泡螺中发育。

间插血吸虫似乎对人们健康仅造成轻微的伤害，而没有引起科学界的重视。

然而，有证据表明，其正在扎伊尔的东北部、加蓬和喀麦隆蔓延和流行，主要集中在中非、乍得、尼日利亚和中西非的其他地区。已经确定的间插血吸虫有 2 株，一株是在扎伊尔东北部（刚果），由非洲小泡螺传播；另一株由福氏小泡螺传播。也有两个的杂交株。

小泡螺主要传播埃及血吸虫病和间插血吸虫病，目前已知的中间宿主种类如下：

（1）非洲小泡螺组

1）阿比西尼亚小泡螺（*B. abyssinicus*）：主要分布于非洲东北部，包括埃塞俄比亚的阿瓦什河下游及索马里的谢贝利河和朱巴河等地。

涉及国家：埃塞俄比亚、索马里。

2）非洲小泡螺（*B. africanus*）：繁殖最适温度为 $23\sim26℃$，呈分散型分布，主要分布于非洲东部及南部，具体分布如下。

非洲东部：肯尼亚的维多利亚湖附近、乌干达西部至阿鲁亚和艾伯特湖区域、坦桑尼亚的伊林加和姆万扎。

非洲东北部：埃塞俄比亚境内的季马、塔纳湖和贡德尔的东北地区。

非洲南部：赞比亚北部的班韦乌卢湖地区、莫桑比克南部、斯威士兰，南非的北部高原和南部低地，从夸祖鲁-纳塔尔省（莫桑比克边境和圣卢西亚河的海岸平原除外）至东开普省的克罗莫内（Kromme）河。

涉及国家：刚果、埃塞俄比亚、肯尼亚、莫桑比克、坦桑尼亚、南非、斯威士兰、赞比亚、乌干达。

3）球形小泡螺（*B. globosus*）：繁殖最适温度为 $26\sim29℃$，主要分布于撒哈拉以南的非洲大部分地区。北部范围为苏丹南部、乍得湖、尼日尔和塞内加尔盆地中部；南部范围为奥卡万戈三角洲和南非东部海岸平原，具体分布如下。

非洲中部：撒哈拉沙漠南部的大部分非洲地区。

非洲东部：普遍存在。

非洲南部：奥卡万戈河和库纳河系在该地区的西部，向东流动，林波波河和科马蒂河系在东部，南至夸祖鲁-纳塔尔省的 Nhlabane 湖。

非洲西部：非洲西部及撒哈拉以南非洲地区广泛分布。

涉及国家：安哥拉、贝宁、博茨瓦纳、布基纳法索、喀麦隆、中非、刚果、科特迪瓦、赤道几内亚、加蓬、冈比亚、加纳、几内亚、几内亚比绍、肯尼亚、马里、莫桑比克、纳米比亚、塞内加尔、南非、斯威士兰、坦桑尼亚、多哥、乌干达、赞比亚、津巴布韦。

4）*B. hightoni*：主要分布于肯尼亚东北部塔纳河下游地区。

涉及国家：肯尼亚。

5）儒氏小泡螺（*B. jousseaumei*）：主要分布于非洲西部，从塞内加尔河流域下游向东至尼日尔。

涉及国家：布基纳法索、冈比亚、马里、尼日尔、尼日利亚、塞内加尔、多哥。

6）纳苏小泡螺（*B. nasutus*）：主要分布于非洲东部大陆，包括肯尼亚的基图伊、沿海地区及西部，坦桑尼亚的西北部、沿海地区及姆万扎，乌干达多个地区。

涉及国家：乌干达、肯尼亚、坦桑尼亚。

7）*B. obtusispira*：主要分布于马达加斯加（远离塔那那利佛 32 km 处）。

8）*B. obtusus*：主要分布于乍得。

9）乌干达小泡螺（*B. ugandae*）：主要分布于苏丹至坦桑尼亚区域，具体如下。

非洲东部：维多利亚湖的金贾湾。乌干达的穆坦达湖及其他一些未发现的地区；肯尼亚和坦桑尼亚的维多利亚湖岸。

非洲东北部：苏丹和埃塞俄比亚的南部。

涉及国家：埃塞俄比亚、肯尼亚、苏丹、坦桑尼亚、乌干达。

10）脐状小泡螺（*B. umbilicatus*）：主要分布于非洲西部，具体为乍得、马里、尼日尔、塞内加尔、苏丹。

（2）福氏小泡螺组：主要包括 11 种。

1）*B. barthi*：主要分布于肯尼亚和坦桑尼亚的沿海地带。

涉及国家：肯尼亚、坦桑尼亚。

2）*B. bavayi*：主要分布于马达加斯加。

3）毕克小泡螺（*B. beccarii*）：主要分布于阿拉伯半岛，范围从沙特阿拉伯西南部到也门的南部。

涉及国家：沙特阿拉伯、也门。

4）*B. browni*：主要分布于卡诺平原和肯尼亚中部。

涉及国家：肯尼亚。

5）喀麦隆小泡螺（*B. camerunensis*）：主要分布于喀麦隆西部，两个火山湖（Barombi Koto 和 Debundsha）。

涉及国家：喀麦隆。

6）*B. canescens*：主要分布于安哥拉、刚果及赞比亚，具体分布如下。

非洲中部：刚果东南部的卢阿普拉下游和穆隆德（Mulonde）。

非洲南部：安哥拉境内本戈河附近的沼泽及赞比亚。

涉及国家：安哥拉、刚果及赞比亚。

7）圈纹小泡螺（*B. cernicus*）：主要分布于毛里求斯。

8）晶澈小泡螺（*B. crystallinus*）：主要分布于安哥拉北部的桑吉安（Sange）和

萨拉儿（Salazar）地区的奎亚佩斯（Quiapose）河及加蓬的南部。

涉及国家：安哥拉、加蓬。

9）福氏小泡螺（*B. forskalii*）：广泛分布于非洲，西至塞内加尔，南至南非的东部和南部，具体分布如下。

非洲东部：广泛分布。

非洲北部：埃及法尤姆省的加隆（Qaron）湖、三角洲北部和纳赛尔。

非洲东北部：苏丹南部、埃塞俄比亚的部分地区及索马里的谢贝利河。

非洲南部：分布于除中部和西部干旱地区外的整个南部非洲，莫桑比克、赞比亚、南非的东部和南部及奥兰治河的下游。

非洲西部：塞内加尔河流域和尼日尔盆地。

涉及国家：安哥拉、贝宁、布基纳法索、布隆迪、喀麦隆、中非、乍得、刚果、刚果民主共和国、科特迪瓦、埃及、赤道几内亚、埃塞俄比亚、加蓬、赞比亚、加纳、几内亚、几内亚比绍、肯尼亚、利比里亚、马拉维、马里、莫桑比克、尼日尔、塞内加尔、索马里、南非、苏丹、斯威士兰、坦桑尼亚、多哥、津巴布韦等。

10）鳞纹水泡螺（*B. scalaris*）：主要分布于非洲东部和南部，具体分布如下。

非洲中部：刚果民主共和国和安哥拉的东南部。

非洲东部：乌干达的部分地区及肯尼亚的西部。

非洲东北部：埃塞俄比亚高地。

非洲南部：零星分布于安哥拉，贯穿于纳米比亚和万戈水系，津巴布韦（具体位置不清楚）也有分布。

涉及国家：安哥拉、博茨瓦纳、刚果民主共和国、埃塞俄比亚、肯尼亚、纳米比亚、乌干达、津巴布韦、赞比亚。

11）塞内加尔小泡螺（*B. senegalensis*）：主要分布于非洲西部的萨赫勒地区，从塞内加尔河赞比亚至尼日尔。

涉及国家：贝宁、布基纳法索、喀麦隆、乍得、科特迪瓦、冈比亚、加纳、几内亚、马里、毛里塔尼亚、尼日尔、尼日利亚、塞内加尔、多哥。

（3）网纹小泡螺组：主要包含2种。

1）网纹小泡螺（*B. reticulatus*）：主要分布于非洲的东部和南部。其在南非中部常见，具体如下。

非洲东部：肯尼亚和坦桑尼亚的卡诺平原。

非洲东北部：埃塞俄比亚。

非洲南部：津巴布韦、赞比亚的东部及东北部、莫桑比克的北部及纳米比亚的卡文拉（Cuvelai）流域和尼耶（Nyae-Nyae）地区。

涉及国家：博茨瓦纳、埃塞俄比亚、肯尼亚、莫桑比克、纳米比亚、南非、斯威士兰、赞比亚、津巴布韦等。

2）*B. wrighti*：主要分布于阿拉伯半岛的沙特阿拉伯、也门及阿曼的东北部。

涉及国家：阿曼、沙特阿拉伯、也门。

（4）截形/热带小泡螺复合组

1）安哥拉小泡螺（*B. angolensis*）：主要分布于非洲南部，包括安哥拉南部和北部的高原及纳米比亚。

2）平背小泡螺（*B. depressus*）：主要分布于刚果民主共和国的东南部、赞比亚、纳米比亚、南非，具体如下。

非洲中部：刚果民主共和国。

非洲南部：赞比亚（班韦乌卢湖地区），南非［林波普（Limpopo）省向西到奥兰治和瓦尔］和法尔河流域、纳米比亚和博茨瓦纳（奥卡万戈河、奥卡万戈三角洲和东卡普里维）。

涉及国家：博茨瓦纳、刚果、南非、赞比亚、纳米比亚。

3）*B. hexaploidus*：主要分布于埃塞俄比亚高原亚的斯亚贝巴的北部。

涉及国家：埃塞俄比亚。

4）*B. liratus*：分布于马达加斯加。

5）*B. mutandensis*：主要分布于乌干达穆坦达湖，其他地区有无分布尚不清楚。

涉及国家：乌干达。

6）纳塔尔小泡螺（*B. natalensis*）：主要分布于从埃塞俄比亚至南非夸祖鲁-纳塔尔省的沿海地区及喀麦隆西部的火山湖，具体如下。

非洲东部：肯尼亚南部。

非洲东北部：埃塞俄比亚的兹韦（Zwai）和阿瓦山（Awasha）湖。

非洲南部：斯威士兰、南非普马兰加省低地及东海岸的排水下降到北部的夸祖鲁-纳塔尔。

非洲西部：喀麦隆西部的火山湖、恩库特莫诺思湖、莫诺恩纳贡达姆、佩波恩东、佩波恩西。

涉及国家：喀麦隆、埃塞俄比亚、肯尼亚、马拉维、莫桑比克、南非等。

7）尼阿萨小泡螺（*B. nyassanus*）：主要分布于马拉维湖的西南岸 1.5～15 m 深的水中及芒基贝和麦克利尔角。

涉及国家：马拉维。

8）八角小泡螺（*B. octoploidus*）：主要分布于埃塞俄比亚高地包括亚的斯亚贝巴和德西埃及贡德尔北部。

涉及国家：埃塞俄比亚。

9）*B. permembranaceus*：主要分布于非洲东部的亚伯达地区，常见于肯尼亚的基南戈普高原和 Mau 陡坡（马乌纳罗克、莫洛、基普卡布斯地区）。

涉及国家：肯尼亚。

10）*B. succinoides*：主要分布于马拉维湖，包括芒基贝和西南岸。

涉及国家：马拉维。

11）横小泡螺（*B. transversalis*）：主要分布于肯尼亚、乌干达。

12）三棱小泡螺（*B. trigonus*）：主要分布于维多利亚湖（西南部）和爱德华湖。

涉及国家：肯尼亚、坦桑尼亚、乌干达。

13）热带小泡螺（*B. tropicus*）：主要分布于非洲东部和南部，从埃塞俄比亚高地至西开普和纳米比亚，具体如下。

非洲中部：刚果民主共和国东北部。

非洲东部：广泛分布。

非洲东北部：埃塞俄比亚高地。

非洲南部：从纳米比亚中部至奥卡万戈河、南非、斯威士兰、莱索托、津巴布韦、赞比亚和莫桑比克。

涉及国家：喀麦隆、乍得、刚果民主共和国、科特迪瓦、埃及、加蓬、加纳、几内亚、赤道几内亚、伊朗、肯尼亚、马拉维、马里、毛里塔尼亚、摩洛哥、尼日尔、沙特阿拉伯、塞内加尔、索马里、苏丹、坦桑尼亚、多哥、突尼斯、乌干达、也门、津巴布韦等。

14）截形小泡螺（*B. truncatus*）：广泛分布于非洲，包括喀麦隆、刚果民主共和国和加蓬、肯尼亚西部、坦桑尼亚的乌吉吉、基戈马、乌干达的穆坦达湖、马拉维、苏丹、埃塞俄比亚、索马里、埃及南部、厄立特里亚及吉布提。南部主要限制在扎伊尔、马拉维及津巴布韦少数地区，主要地区分布在埃及下游、苏丹及毛里塔尼亚的西部。同时在非洲北部及东西部的绿洲也有分布。北部主要限制在葡萄牙、撒丁岛和科西嘉岛及近东地区。在地中海地区和西南亚，阿拉伯半岛西部也有报道分布。在沙特阿拉伯和也门有少数地区有分布，主要为萨那和塔伊兹区域，阿曼未发现。

涉及国家：刚果、几内亚、利比里亚、科特迪瓦、加蓬、贝宁、布基纳法索、摩洛哥、阿尔及利亚、威尼斯、埃及、苏丹、埃塞俄比亚、毛里塔尼亚、马里、乍得、加纳、尼日利亚、喀麦隆、扎伊尔、土耳其、黎巴嫩、以色列、伊拉克、伊朗、也门、沙特阿拉伯等。

15）也门小泡螺（*B. yemenensis*）：主要分布于也门。

三、氯硝柳胺杀小泡螺效果

戴建荣等在奔巴岛水塘与溪水螺情调查中，发现一密度较高的溪水，用人工方法采集小泡螺若干，装入塑料杯中，无损伤带回实验室。然后饲养于塑料大盆中，约 5 L 水中饲养 1000 只螺，饲养 1～2 天后，挑选 0.5～0.8 cm 大小、活性较好的螺随机分组，每组 10 只用于试验。

在实验室采用 26%四聚·杀螺胺悬浮剂（MNSC，其中四聚乙醛含量 1%，氯硝柳胺含量 25%）、50%氯硝柳胺乙醇胺盐可湿性粉剂（氯硝柳胺含量 50%）和 70%氯硝柳胺乙醇胺盐可湿性粉剂（氯硝柳胺含量 70%）进行研究。用纯净水配制氯硝柳胺有效药物浓度分别为 0.400 mg/L、0.200 mg/L、0.100 mg/L、0.050 mg/L、0.025 mg/L、0.012 mg/L 和 0.006 mg/L 的 7 组药液，每组药液量为 200 ml，每组放入 10 只钉螺，浸泡钉螺 24 h 和 48 h 后倒去药液，清水冲洗，复苏 48 h，水养法观察螺死活并计数；同时设空白对照，计算螺死亡率和 LC_{50}。MSCN 浸杀小泡螺 24 h、48 h 的绝对致死浓度均为 0.200 mg/L，最高生存浓度分别为 0.013 mg/L、0.006 mg/L，LC_{50} 均为 0.0758 mg/L。50%氯硝柳胺乙醇胺盐可湿性粉剂浸杀小泡螺 24 h、48 h 的绝对致死浓度均为 0.400 mg/L，最高生存浓度均为 0.100 mg/L，LC_{50} 均为 0.2144 mg/L。70%氯硝柳胺乙醇胺盐可湿性粉剂浸杀小泡螺 24 h、48 h 的绝对致死浓度均为 0.400 mg/L，最高生存浓度均为 0.100 mg/L，LC_{50} 分别为 0.2462 mg/L 和 0.2001 mg/L。可见 MSCN 杀螺效果好于氯硝柳胺乙醇胺盐可湿性粉剂，而 2 种氯硝柳胺乙醇胺盐可湿性粉剂杀螺效果相仿（试验结果见表 5-7）。

表 5-7　3 种氯硝柳胺制剂对小泡螺的杀灭效果

药剂名称	时间/h	不同有效浓度钉螺死亡率/%							LC_{50}/（mg/L）
		0.400 mg/L	0.200 mg/L	0.100 mg/L	0.050 mg/L	0.025 mg/L	0.013 mg/L	0.006 mg/L	
MSCN	24	100	100	70	10	10	0	0	0.0758
	48	100	100	70	10	0	10	0	0.0758
50%WPN	24	100	40	0	0	0	0	0	0.2144
	48	100	40	0	0	0	0	0	0.2144
70%WPN	24	100	20	0	0	0	0	0	0.2462
	48	100	50	0	0	0	0	0	0.2001
对照	24	0	—	—	—	—	—	—	
	48	0	—	—	—	—	—	—	

　　2017 年 8 月至 2018 年 2 月，戴建荣等在非洲坦桑尼亚桑给巴尔岛南部的 Uwandani 发现 14 个水塘，其中永久性水塘 5 个，临时性水塘 9 个，临时性水塘中有 8 个是在短雨季后发现的（图 5-4）。水塘水面面积为 1550～54 142 m²，水深为 0.5～2.5 m。14 个水塘中有 11 个查获小泡螺（*B. globosus*），其中 4 个为永久性水塘，7 个为临时性水塘。累计捕获小泡螺 1361 只，有螺点捕捉量平均为 12.6 只。11 个有螺水塘均采用 26%四聚·杀螺胺悬浮剂（MNSC：201604061）实施喷洒法灭螺，灭螺后 1 个月效果观察显示，11 个有螺水塘仅在 1 个临时性水塘中查获 3 只活螺，螺死亡率达 99.71%。灭螺后 3 个月（短雨季后）效果观察显示，仅在 1 个永久性水塘中查获 1 只活螺，螺死亡率达 99.30%。2 个月后查到活螺的水塘以同样方法重新灭螺，1 个月后均未查获活螺。

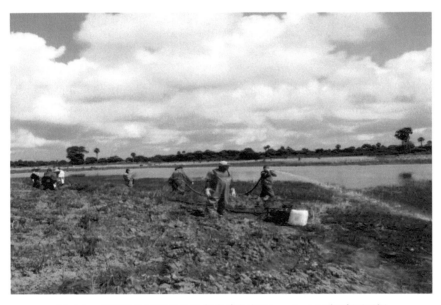

图 5-4　非洲坦桑尼亚桑给巴尔岛南部的 Uwandani 现场喷洒灭螺

第四节　氯硝柳胺在控制广州管圆线虫宿主福寿螺中的应用

一、福寿螺概述

　　福寿螺（*Pomacea canaliculata*），俗称大瓶螺或苹果螺，是腹足纲、中腹足目、瓶螺科、瓶螺属、福寿螺种软体动物。福寿螺贝壳外观与田螺相似，具有一螺旋状的螺壳，颜色随环境及螺龄不同而异，有光泽和若干条细纵纹，爬行时头部和腹足伸出。头部有 2 对触角，前触角短，后触角长，后触角的基部外侧各有一只眼睛。螺体左边有 1 条粗大的肺吸管。成贝壳厚，壳高 7 cm。幼贝壳薄，贝壳的缝合线处下陷呈浅沟，壳脐深而宽（图 5-5）。

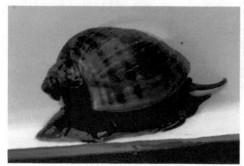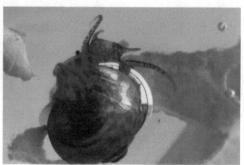

图 5-5　福寿螺的形态

福寿螺原产于南美洲和中美洲的淡水流域，目前已广泛分布在欧洲、北美洲和亚洲等地。1979 年福寿螺作为高蛋白的经济养殖品种由阿根廷引种至中国台湾，1981 年从台湾引入中国大陆的广东省中山市进行养殖，后来陆续引种至广西、福建、浙江、江苏、四川、贵州等地，甚至到达甘肃省、河北省和辽宁省，在全国范围内掀起养殖热潮。

后来因福寿螺养殖过度、市场经济效益低下及肉质口味不佳等原因，养殖福寿螺被遗弃野外。由于福寿螺适应性极强、生长快速且繁殖周期短，很快形成自然种群。之后，福寿螺种群在我国南方许多省份开始定殖扩散，逐渐成为危害水生农作物的主要农业害虫。近年来，广东省曾多次报道了福寿螺灾害，福寿螺几乎遍布全省，浙江、福建、湖南、江西、云南、广西的许多县市也遭受了较大的福寿螺灾害，仅湖北和贵州的部分县市福寿螺危害较小。

二、氯硝柳胺杀福寿螺效果

目前，在我国福寿螺已入侵到长江沿线及以南的 13 个省（自治区、直辖市）246 个市（县），秧田和分蘖期稻田受害率为 7%～15%，高者达 64%。据不完全统计，近年来在我国遭受福寿螺危害的稻田面积约达数千万亩，其对稻田作物的危害分为两种：一种是直接取食作物幼苗，造成少苗或断苗；另一种是取食的伤口成为多种病菌入侵的通道，诱发各种病害发生和流行。多年来，有关福寿螺的防治技术措施通常包括化学防治、农业防治、物理防治和生物防治等几大类，但多以化学防治为主。

李人柯等于 2000～2001 年在广州地区利用 50%氯硝柳胺可湿性粉剂对水稻福寿螺进行了室内和田间药效试验。室内试验中氯硝柳胺使用剂量分别是 0.75 mg/L、1.00 mg/L、1.25 mg/L，每组于 5 L 塑料盆内投放幼螺（重量 10～20 g/个）和成螺（重量 40～60 g/个）各 20 个，于给药后 6 h、12 h、24 h、48 h 检查死亡情况，计算杀螺效果。室内杀螺测定结果表明，50%氯硝柳胺可湿性粉剂对福寿螺幼螺和成螺均具有强烈快速的毒杀效果。以 0.75 mg/L 剂量施药后 6 h 即可抑杀幼螺，以 1.00 mg/L 剂量施药后 12 h 可全部杀死成螺。田间小区药效试验施放 50%氯硝柳胺可湿性粉剂浓度分别为 55 g/667 m^2、65 g/667 m^2、75 g/667 m^2、150 g/667 m^2，每小区统一放螺 30 个，于施药后 1 天、2 天、3 天调查死螺数。田间小区药效试验结果表明，50%氯硝柳胺可湿性粉剂对福寿螺表现出很好的防治效果，以 65 g/667 m^2 浓度施药后 1 天防治效果在 95%以上。

之后，李人柯等又进行了大面积防治效果评价。研究选择螺害严重的稻田，防治面积早造 23 hm^2、晚造 45 hm^2，插秧后第二天，保持浅水层 2～4 cm 深，每 667 m^2 用 50%氯硝柳胺可湿性粉剂 65 g 拌泥沙 5 kg 均匀撒施。施药后第一天调查，早造施药区福寿螺平均死亡率为 95.2%、晚造施药区为 97.0%，表明大面积水稻田用 50%氯硝柳胺可湿性粉剂防治福寿螺，能收到很好的效果。

周外等研究了 25%氯硝柳胺可湿性粉剂对稻田福寿螺的防治效果，施加剂量分别为 900 g/hm^2、1200 g/hm^2、1500 g/hm^2、1800 g/hm^2。研究发现，施药后 2 天，900 g/hm^2、1200 g/hm^2、1500 g/hm^2、1800 g/hm^2 剂量组对福寿螺的防治效果分别为 18.15%、20.26%、25.35%、34.25%。施药后 7 天，900 g/hm^2、1200 g/hm^2、1500 g/hm^2、1800 g/hm^2 剂量组对福寿螺的防治效果分别为 68.61%、81.81%、82.64%、86.17%，说明随着施药浓度的提高，氯硝柳胺对福寿螺的防治效果逐渐增强。25%氯硝柳胺可湿性粉剂 1800 g/hm^2 对稻田福寿螺防治效果最为理想。

肖汉祥等开展了 70%氯硝柳胺可湿性粉剂防治水稻福寿螺的药效研究。70%氯硝柳胺可湿性粉剂按照 390 g/hm^2、495 g/hm^2、600 g/hm^2 投放试验田。研究结果表明，施药后 1 天，390 g/hm^2、495 g/hm^2、600 g/hm^2 剂量组杀螺效果分别为 57.7%、85.6%、90.0%。施药后 3 天，390 g/hm^2、495 g/hm^2、600 g/hm^2 剂量组杀螺效果分别为 60.0%、88.1%、95.6%。施药后 5 天的杀螺效果与施药后 3 天的一致，说明 70%氯硝柳胺可湿性粉剂是一种速效杀福寿螺制剂。

第五节　氯硝柳胺杀螺增效剂在控制血吸虫宿主螺中的应用

一、化学杀螺增效剂

1. 四聚乙醛

四聚乙醛是一种用于软体动物的低毒农药，20 世纪 90 年代我国曾将该药试用于杀灭钉螺，剂量为 10 g/m² 撒粉，在 25℃作用于钉螺 3 天和 7 天，死亡率均＞90%，表明该药具有很好的杀螺作用。四聚乙醛的主要作用是使钉螺体内乙酰胆碱酯酶大量释放，造成神经麻痹致死。同时，四聚乙醛还影响钉螺肌细胞的节律、频率和幅度，抑制钉螺上爬。

26%四聚·杀螺胺悬浮剂（MNSC）是由 1%的四聚乙醛和 25%的氯硝柳胺乙醇胺盐复配而成的新型杀螺剂。鲍子平等采用浸杀法和喷洒法，评价实验室和现场不同时段施用 MNSC 对钉螺的杀灭效果，并设 50%氯硝柳胺乙醇胺盐可湿性粉剂（WPN）和清水对照。室内浸杀试验发现，MNSC 浸泡钉螺 24 h，LC₅₀为 0.0583 mg/L，低于 WPN 的 0.0947 mg/L。2.0 mg/L 和 1.0mg/L MNSC 溶液浸杀钉螺 24 h、48 h、72 h，钉螺死亡率均为 100%。室内喷洒试验发现，MNSC 剂量＞1.0 g/m²，3 天和 7 天钉螺死亡率均＞97%。现场浸杀试验使用 2 g/m³ MNSC，现场浸杀灭螺 24 h、48 h、72 h，湖北、安徽两省钉螺死亡率分别为 97.78%～100%和 97.50%～100%，WPN 则分别为 98.89%～100%和 97.5%～100%，江苏省则均为 100%。现场喷洒试验发现，江苏省、湖北省和安徽省喷洒 MNSC 后 1 天、3 天、7 天，钉螺死亡率分别为 83.12%～94.64%、67.81%～86.67%和 72.80%～100%，使用 WPN 后钉螺死亡率分别为 78.40%～86.11%、77.27%～87.50%和 83.81%～98.51%；湖南省现场喷洒 MNSC 和 WPN 后 7 天，钉螺死亡率分别为 94.94%和 94.20%，喷洒后 15 天，钉螺死亡率分别为 86.67%和 89.38%，说明无论在室内还是现场，MNSC 浸泡和喷洒杀螺效果基本与 WPN 一致，均具有较好的杀螺效果，且 MNSC 在使用过程中水溶性好、分散快，使用方便，是一种值得推广的新型灭螺药。

2. 烟酰苯胺

烟酰苯胺（nicotinanilide）是商品化的灭螺药物，具有抑制钉螺谷丙转氨酶的作用。徐兴建等将烟酰苯胺和氯硝柳胺按 1∶1 的比例复配后（简称烟氯复合药），在室内和现场进行浸杀和喷洒灭螺试验并观察钉螺触药上爬情况。研究发现，在室温 23～25℃和现场 8～19℃条件下，采用 0.4 mg/L 烟氯复合药，室内和现场浸泡 48 h，钉螺死亡率分别为 100%和 97.0%。采用 0.4 g/m² 烟氯复合药，室内和现场喷洒 48 h，钉螺死亡率分别为 100%和 81.1%。钉螺接触烟氯复合药的上爬率比接触烟酰苯胺下降了 72.1%，两组钉螺上爬率有显著性差异（$P < 0.01$）。按每万平方米灭螺的费用计算，烟氯复合药的费用比氯硝柳胺下降 77.6%，而且同样药量烟氯复合药的灭螺面积是氯硝柳胺的 5 倍，其增效比（SR）为 2.09，共毒系数（CTC）为 172，说明烟酰苯胺和氯硝柳胺复配后可获得增效灭螺效果，降低灭螺成本，增加灭螺面积。

3. 杀虫丁

杀虫丁化学名为 N, N-二甲基-1, 2, 3-三硫环己烷盐酸盐，是沙蚕毒素类仿生农药，对钉螺具有较好的杀灭作用，易溶于水。杀虫丁对鲢鱼的最小致死浓度为 0.74 mg/L，而 50%氯硝柳胺可湿性粉剂为 0.2 mg/L。有研究显示，2 mg/L 杀虫丁组第 7 天鲤鱼无死亡，而 50%氯硝柳胺可湿性粉剂组鱼全部死亡，说明杀虫丁对鱼类毒性比氯硝柳胺低，现场应用尚未发现对家畜和家禽的毒性影响。

朱丹等报道，杀虫丁室内喷洒 24 h，90%致死量（LD_{90}）为 3.08 g/m²，而 50%氯硝柳胺可湿性粉剂的 LD_{90} 小于 0.5 g/m²。杀虫丁和 50%氯硝柳胺可湿性粉剂浸杀灭螺 24 h 的 LD_{90} 分别为 8.05 mg/L 和 0.207 mg/L，说明相同剂量下杀虫丁喷洒和浸杀的杀螺效果均不如氯硝柳胺，但氯硝柳胺各试验浓度（0～0.4 mg/L）下均有 70%以上钉螺上爬，而杀虫丁抑制 90%钉螺上爬的浓度仅为 0.1002 mg/L，远低于杀虫丁用于浸杀灭螺的有效浓度，是一种较好的抑制钉螺上爬药物。选用 0.2 mg/L 的 50%氯硝柳胺可湿性粉剂与 0.1 mg/L 的杀虫丁复配，浸杀钉螺 24 h，LD_{90} 为 0.198 mg/L，较单用 50%氯硝柳胺可湿性粉剂杀螺效果好，并能抑制 92.67%钉螺上爬，说明复配剂具有保持良好杀螺效果、抑制钉螺上爬和减少药物用量的作用。

4. 氯辛硫磷

氯辛硫磷（chlorphoxim）化学名为 O, O'-二乙基 O''-(邻氯苯乙腈肟) 硫代磷酸酯，可使钉螺体内胆碱酯酶（CHE）和一氧化氮合酶（NOS）失活，导致钉螺兴奋受到抑制，抑制蛋白质合成，影响糖原分布，使肌肉组织失去张力，钉螺软体伸出，缺乏对外界刺激的逃避反应。与氯硝柳胺复配后可增加钉螺与氯硝柳胺的接触亲脂表面，导致药物的吸收增加，毒杀作用增强，加剧病理损伤。

戴建荣等报道，氯辛硫磷的浓度为 6.25 mg/L 时，钉螺死亡率为 100%，浓度 ≤0.39 mg/L 无杀螺作用，LC_{50} 为 0.8183 mg/L。0.4 mg/L 氯辛硫磷与氯硝柳胺（0.014~0.200 mg/L）复配后，氯硝柳胺 LC_{50} 由单独浸杀的 0.082 mg/L 下降至 0.0215 mg/L，复配后的氯硝柳胺浓度为 0.070 mg/L 时，杀螺率达 100%，效果提高了 3.28 倍，说明氯辛硫磷能较好地抑制钉螺上爬，提高了氯硝柳胺的杀螺效果，同时降低了用药量。

5. 草甘膦

草甘膦（glyphosate）化学名为 N-磷酸甲基甘氨酸，是一种高效的除草剂。祝太平等探讨了草甘膦合并氯硝柳胺的杀螺效果。在实验室用草甘膦进行杀螺试验，室温 25℃时，50 mg/L 草甘膦（含量 30%）浸泡杀螺 24 h，钉螺死亡率为 10%。50 g/m^2 草甘膦室内喷洒，钉螺 72 h 死亡率为 8%，因此草甘膦单独使用无明显杀螺作用。但将 0.15 g/m^2 草甘膦基质与 2.00 g/m^2 的 50%氯硝柳胺乙醇胺盐可湿性粉剂配合使用进行现场试验，钉螺死亡率由单用 50%氯硝柳胺乙醇胺盐可湿性粉剂的 84.91%上升至 94.75%，杀螺效果大大提高，说明草甘膦对氯硝柳胺具有较好的增效作用，且降低因割草或铲草的灭螺投入，减少灭螺人员因割草而被感染的风险，也避免因草被转移而引起钉螺扩散的可能性，特别适用于杂草丛生而又难以清除的钉螺滋生地灭螺。

6. 碳酰胺

碳酰胺（carbamide）俗称尿素，是生理中性肥料，通常用作植物的氮肥，在土壤中不残留任何有害物质，长期施用无不良影响。郑寿贵等在实验室按照 15 g/m^2、20 g/m^2、25 g/m^2、30 g/m^2 剂量喷洒碳酰胺。经过 1 天、3 天、5 天后，钉螺死亡率分别为 91%、90%和 95%。碳酰胺 30 g/m^2 实验室喷洒杀螺与氯硝柳胺 2 g/m^2 组钉螺死亡率差异无统计学意义，表明碳酰胺实验室喷洒杀螺具有与氯硝柳胺相同的效果。

为了进一步验证碳酰胺在山丘地区的现场灭螺效果，郑寿贵等选择山丘地区有螺苗木田和水沟为灭螺试验现场，设碳酰胺 40 g/m^2 试验组、氯硝柳胺 2 g/m^2 组和空白对照组，采用铲草皮土埋加药杀的改良灭螺法，通过春秋两季 2 轮灭螺，次年春季考核灭螺效果。发现灭螺前碳酰胺组的有螺框出现率、活螺平均密度和有螺面积分别为 59.27%、5.66/0.1 m^2 和 20 630 m^2，灭螺一年后分别为 0.44%、0.005/0.1 m^2 和 280 m^2，与灭螺前和空白对照组比较差异均有统计学意义（$P<0.01$），与氯硝柳胺组之间差异无统计学意义（$P>0.05$），说明在经处理后较干燥的环境条件下，碳酰胺 40 g/m^2 剂量有较好的杀灭钉螺效果，具有较好的推广应用价值。

二、植物杀螺增效剂

1. 血水草生物碱

血水草生物碱为罂粟科血水草属植物血水草（*Eomecon chionantha* Hance）的根及根茎中的提取物，可抑制钉螺肝脏谷丙转氨酶、谷草转氨酶、碱性磷酸酶和乳酸脱氢酶的活性，影响钉螺肝脏糖及蛋白质代谢，破坏代谢平衡，导致肝功能紊乱，从而引起钉螺死亡，而且可抑制钉螺上爬，对鱼类毒性较低。

刘年猛等探讨了血水草生物碱与氯硝柳胺的联合杀螺增效作用。采用室内浸杀法，将不同浓度的氯硝柳胺溶液分别与不同浓度的血水草生物碱溶液复配成混合溶液，在25℃恒温条件下浸泡钉螺24 h、48 h、72 h，观察钉螺死亡情况。研究发现0.5 mg/L血水草生物碱分别与不同浓度的氯硝柳胺等量混合后，浸杀灭螺24 h、48 h、72 h时，氯硝柳胺LC_{50}由单独浸杀时的0.159 mg/L、0.037 mg/L、0.028 mg/L降为合用后的0.100 mg/L、0.029 mg/L、0.016 mg/L。而与1 mg/L血水草生物碱合用后，LC_{50}则为0.083 mg/L、0.025 mg/L、0.009 mg/L，其LC_{50}均降低，增效比（SR）均＞1。1.0 mg/L血水草生物碱与氯硝柳胺合用72 h时，其SR为3.01。上述研究表明，0.5 mg/L、1.0 mg/L血水草生物碱与氯硝柳胺混合后对钉螺有较强的联合杀螺效果，对氯硝柳胺杀螺有显著增效作用。

2. 槟榔碱

槟榔（*Areca catechu* L.）为棕榈科植物槟榔的种子，其化学成分槟榔碱（arecoline）具有抑制钉螺上爬的作用。何昌浩等研究了槟榔碱与氯硝柳胺合用对钉螺的增效作用，发现0.125 mg/L氯硝柳胺与100 mg/L槟榔碱复配后，24 h钉螺开厣率由47.8%升至66.7%，上爬附壁率由81.1%下降至35.0%，死亡率由1.1%升至66.7%，说明槟榔碱与氯硝柳胺合用后，降低了钉螺对药物刺激的敏感性，钉螺上爬率明显下降，杀灭钉螺的效果显著增强。

徐叔军等考察了氢溴酸槟榔碱与氯硝柳胺合用对钉螺的增效作用。室内浸泡试验分为4组，每组30只钉螺，分别于3 h、6 h、24 h观察钉螺开厣率、上爬附壁率和死亡率。研究发现，在0.1 mg/L、0.2 mg/L氯硝柳胺溶液中分别加入0.1 mg/L槟榔碱，其6 h钉螺开厣率分别由20%和12%升高至100%和95%，上爬率分别由17%和53%下降至3%和5%，24 h钉螺死亡率分别由25%和40%增加至90%和100%。现场试验，考察浓度为0.1 mg/L槟榔碱与0.2 mg/L氯硝柳胺复配的样品组的杀螺效果，以2 mg/L氯硝柳胺组及非施药去氯水组为对照组，分别进行浸泡法（选择 10 m×2 m×1 m 的水沟 3 条）和滩地喷洒法（选择 10 m×5 m 的滩地 3 块）灭钉螺。研究发现浸泡法的样品组和对照组 72 h 后钉螺死亡率分别为 95.9%、93.3%，滩地喷洒法的样品组和对照组 72 h 后钉螺死亡率分别为 100%、95.8%，说明氢溴酸槟榔碱与氯硝柳胺联合灭钉螺，确实具有降低灭钉螺药剂量、增强杀灭钉螺效果的作用。

3. 空心莲子草

空心莲子草（*Alternanthera philoxeroides*）别名为喜旱莲子草，是一种多年生宿根草本植物，其皂苷成分具有灭螺作用，主要通过迅速抑制钉螺体内胆碱酯酶活性，随后抑制 Mg^{2+}-ATP 酶活性，导致 ATP 的释放和利用障碍，最终导致钉螺死亡。谭苹等探讨了空心莲子草与氯硝柳胺复配用药的灭螺效果，其采用室内浸杀法，将不同浓度（50～800 mg/L）的空心莲子草水浸液与 0.0625 mg/L 的 50% 氯硝柳胺乙醇胺盐粉剂进行复配，在 22℃±2℃ 条件下浸泡钉螺 24 h 和 48 h，观察钉螺死亡情况。发现不同浓度的空心莲子草水浸液单用浸杀钉螺 24 h，LC_{50} 为 388 mg/L。将 0.0625 mg/L 的 50% 氯硝柳胺乙醇胺盐粉剂分别与不同浓度的空心莲子草水浸液复配后，浸杀钉螺 24 h，LC_{50} 降至 116 mg/L，增效比＞3，明显增强灭螺效果，说明空心莲子草与 50% 氯硝柳胺乙醇胺盐粉剂复配后，能明显增强杀螺效果。

4. 黄果茄提取物

黄果茄（*Solanum xanthocarpum*）在长江流域血吸虫病疫区分布广泛，多生长于干旱河谷沙滩地，也可人工栽培，因此资源丰富。刘建兵等考察了黄果茄提取物与氯硝柳胺的联合杀螺效果。研究发现，0.5 mg/L 的 50% 氯硝柳胺乙醇胺盐分别与 0.30 mg/L、0.35 mg/L、0.40 mg/L 黄果茄提取物复配浸杀 24 h，钉螺死亡率由单用的 72.0% 分别上升至 90.0%、94.0%、100.0%，增效比均＞1，说明黄果茄提取物联合氯硝柳胺乙醇胺盐具有杀螺增效作用。氯硝柳胺乙醇胺盐各剂量组（0.016～0.500 mg/L）钉螺 24 h 上爬率均大于 90%。将其与 0.30 mg/L 黄果茄提取物复配，结果显示氯硝柳胺乙醇胺盐浓度小于 0.0625 mg/L 时，钉螺上爬率均在 40% 以下；浓度为 0.25 mg/L 以上时，钉螺上爬率为 0，说明黄果茄提取物联合氯硝柳胺具有抑制钉螺上爬的增效作用。

参 考 文 献

鲍子平，曹淳力，戴建荣，等，2011. 26% 四聚·杀螺胺悬浮剂杀螺效果评价[J]. 中国血吸虫病防治杂志，23（1）：48-53.

陈国瑜，张武军，汪少英，等，1999. 杀虫丁与氯硝柳胺灭螺效果的比较研究[J]. 中国血吸虫病防治杂志，11（2）：75-77.

戴建荣，梁幼生，李洪军，等，2005. 氯硝柳胺悬浮剂浸杀钉螺螺卵和幼螺效果的研究[J]. 中国血吸虫病防治杂志，17（1）：39-41.

戴建荣，梁幼生，王锐，等，2001. B002对氯硝柳胺杀螺增效机理的研究[J]. 中国血吸虫病防治杂志，14（1）：38-40.

戴建荣，梁幼生，张燕萍，等，2003. 杀螺剂室内筛选实验方法标准化的研究Ⅲ. 实验钉螺饲养时间对杀螺效果的影响[J]. 中国血吸虫病防治杂志，15（5）：346-348.

戴建荣，汪伟，李洪军，等，2009. 氯硝柳胺悬浮剂杀灭曼氏血吸虫中间宿主光滑双脐螺效果观察[J]. 中国血吸虫病防治杂志，21（1）：15-18.

戴建荣，奚伟萍，梁幼生，等，2002. 杀螺剂室内筛选实验方法标准化的研究Ⅱ. 不同钉螺数对杀螺实验的影响[J]. 中国血吸虫病防治杂志，14（4）：263-265.

戴建荣，徐年凤，梁幼生，等，2003. 氯硝柳胺悬浮剂的研制及其杀螺效果评价[J]. 中国血吸虫病防治杂志，15（1）：3-6.

戴建荣，张燕萍，姜玉骥，等，2002. 杀螺剂室内筛选实验方法标准化的研究Ⅰ. 药液体积对杀螺效果的影响[J]. 中国血吸虫病防治杂志，14（2）：122-124.

戴建荣，张燕萍，王锐，等，1997. B002的杀螺效果及其对氯硝柳胺杀螺增效作用的研究[J]. 中国血吸虫病防治杂志，9（4）：214-216.

戴建荣，周晓农，梁幼生，等，2002. 中国大陆钉螺对氯硝柳胺敏感性的测定[J]. 中国寄生虫学与寄生虫病杂志，20（2）：101-105.

杭盘宇，戴建荣，梁幼生，等，2001. B002和氯硝柳胺对钉螺一氧化氮合酶影响的研究[J]. 中国血吸虫病防治杂志，13（5）：278-279.

何昌浩，夏国瑾，李桂玲，等，1999. 槟榔碱与灭螺药物合用的增效作用研究[J]. 中国血吸虫病防治杂志，11（4）：215-216.

黄琼瑶，彭飞，刘年猛，等，2004. 血水草生物碱杀灭钉螺的研究[J]. 中国血吸虫病防治杂志，16（1）：55-57.

黄少玉，张启明，李晓恒，2014. 藁杆双脐螺在中国内陆的分布现状与传播风险[J]. 中国血吸虫病防治杂志，26（3）：235-237.

李人柯，曾志雄，黄长安，等，2002. 螺敌防治水稻福寿螺药效试验[J]. 广东农业科学，3：37-38.

李文新，黄雪英，祁超，等，2007. 黄果茄果实杀螺成分的分离和结构解析[J]. 农药，46（9）：591-593.

李晓恒，易琳，高世同，等，2017. 基于GIS空间自相关的深圳藁杆双脐螺分布特征[J]. 热带医学杂志，17（10）：1411-1415，1428.

刘建兵，魏凤华，徐兴建，等，2000. 黄果茄提取物联合氯硝柳胺杀螺增效作用的研究[J]. 湖北预防医学杂志，11（5）：7，12.

刘年猛，黄琼瑶，彭飞，等，2006. 血水草生物碱联合氯硝柳胺杀螺增效作用研究[J]. 中国血吸虫病防治杂志，18（2）：143-145.

彭玲，袁仕善，杨盛清，等，2011. 血水草生物碱致钉螺肝脏损伤机制研究[J]. 中草药，42（1）：127-129.

孙峰，张剑锋，闻礼永，2014. 复配氯硝柳胺杀灭钉螺的研究进展[J]. 中国寄生虫学与寄生虫病杂志，32（1）：72-75.

谭苹，张学俊，杨建明，等，2008. 空心莲子草与氯硝柳胺复配灭螺作用的研究[J]. 中国媒介生物学及控制杂志，19（5）：439-441.

谭苹，张学俊，杨建明，等，2009. 空心莲子草对钉螺酶组织化学的影响[J]. 中国寄生虫学与寄生虫病杂志，27（1）：11-16.

王根法，宋庚明，1990. 钉螺转氨酶的初步研究[J]. 中国寄生虫学与寄生虫病杂志，8（2）：110-112.

王宜安，梁幼生，曲国立，等，2009. 曼氏血吸虫中间宿主光滑双脐螺的生物学特性：生殖与生存[J]. 中国血吸虫病防治杂志，31（4）：362-367.

王宜安，杨坤，梁幼生，等，2009. 曼氏血吸虫中间宿主光滑双脐螺在中国大陆的定殖风险及潜在地理分布研究[J]. 中国血吸虫病防治杂志，30（3）：249-254，259.

王志成，2006. 氯硝柳胺乙醇胺盐喷粉法现场灭螺效果与费用研究[J]. 公共卫生与预防医学，17（2）：40-41，44.

武伟华，张仁利，高世同，等，2018. 两种不同水域中藁杆双脐螺的生长状况及生态学研究[J]. 热带医学杂志，18（10）：1333-1335，1350.

肖汉祥，张扬，黄炳超，等，2006. 70%杀螺胺乙醇胺盐可湿性粉剂防治水稻福寿螺药效试验[J]. 植物医生，18（2）：33-34.

徐叔军，陈移姣，周兴国，等，2006. 氢溴酸槟榔碱与氯硝柳胺合用灭钉螺增效作用的研究[J]. 中华预防医学杂志，40（4）：253-256.

徐兴建，蔡顺祥，魏风华，等，2003. 烟酰苯胺与氯硝柳胺复配增效灭螺实验研究[J]. 中国血吸虫病防治杂志，15（1）：45-48.

杨华中，黄琼瑶，彭飞，等，2003. 血水草生物碱对鱼类毒性实验的观察[J]. 中国血吸虫病防治杂志，15（4）：276-278.

杨建明，汪平尧，肖瑞芬，等，2005. 喜旱莲子草灭钉螺实验研究[J]. 湖北大学学报（自然科学版），27（1）：71-73，77.

俞慧，江城梅，赵文红，2012. 草甘膦毒性作用研究进展[J]. 蚌埠医学院学报，37（6）：743-745.

张爱华，李立，何昌浩，等，2007. 低浓度槟榔碱杀螺作用的实验观察[J]. 中国病原生物学杂志，2（6）：475-476.

张超群，2019. 藁杆双脐螺生态学、扩散风险及控制策略研究[D]. 无锡：江苏省血吸虫病防治研究所.

张楚霜，李广平，石孟芝，2004. 杀虫丁现场杀螺对家畜、家禽的急性毒性观察[J]. 热带病与寄生虫学，2（1）：48-49.

张楚霜，石孟芝，贺宏斌，等，2001. 杀虫丁对鱼类毒性试验报告[J]. 中国血吸虫病防治杂志，13（1）：42-43.

张利娟，徐志敏，杨帆，等，2021. 2020年全国血吸虫病疫情通报[J]. 中国血吸虫病防治杂志，33（3）：225-233.

张庆东，吴荣凤，肖敏，等，2009. 50%氯硝柳胺乙醇胺盐可湿性粉剂联合尿素杀螺效果观察[J]. 中国病原生物学杂志，4（11）：附页4，864.

章家恩，郭靖，赵本良，等，2019. 福寿螺的全方位综合防控技术体系构建与开发利用[J]. 生态学杂志，38（12）：3831-3838.

郑寿贵，蒋能明，郑海鸥，等，2010. 灭螺药碳酰胺对水生物毒性的试验[J]. 中国人兽共患病学报，26(6)：607-608.

郑寿贵，蒋能明，郑海鸥，等，2010. 碳酰胺现场扩大灭螺试验研究[J]. 中国媒介生物学及控制杂志，21（4）：327-329.

周外，孙涛，邓才明，等，2015. 25%杀螺胺乙醇盐防治水稻福寿螺田间药效试验[J]. 现代化农业，10：7-8.

周晓农，2005. 实用钉螺学[M]. 北京：科学出版社.

朱丹，谢法仙，鲍子平，等，2001. 氯硝柳胺配伍剂抑制钉螺上爬作用的研究[J]. 中国寄生虫学与寄生虫病杂志，19（6）：348-350.

祝太平，王卫强，陶海全，等，2008. 草甘膦合并氯硝柳胺杀螺效果[J]. 中国血吸虫病防治杂志，20（3）：233-234.

Chen YQ, Xu QM, Liu YL, et al, 2012. Laboratory evaluation of the molluscicidal activity of *Pulsatilla chinensis*(Bunge) Regel saponins against the snail *Oncomelania hupensis*[J]. Biomed Environ Sci, 25（2）：224-229.

Sulieman Y, Pengsakul T, Guo Y, 2013. Development and effects of *Schistosoma japonicum*（Trematoda）on its intermediate host, *Oncomelania hupensis*（Gastropoda）[J]. Iran J Parasitol, 8（2）：212-218.

第六章

氯硝柳胺在控制血吸虫病中的作用

　　中国是世界上日本血吸虫病流行最严重的国家之一，经过多年的防治，我国在日本血吸虫病防治领域取得了瞩目的成绩，但日本血吸虫病传播与流行因素依然存在，成为导致日本血吸虫病疫情反复或再流行的潜在威胁因素。湖北钉螺（简称钉螺）是日本血吸虫病的唯一中间宿主，杀灭钉螺是预防和控制日本血吸虫病流行、巩固日本血吸虫病防治成果的重要举措之一。本章将主要围绕血吸虫病及血吸虫病的防治策略进行详细介绍。

第一节　血　吸　虫　病

一、血吸虫病概述

　　血吸虫病（schistosomiasis）是由血吸虫（*Schistosoma*）感染引起的严重危害人民健康、影响畜牧业发展的重大传染性人畜共患病。血吸虫病主要分布于亚洲、非洲及拉丁美洲的 74 个国家和地区，目前累计感染血吸虫病人数达到 2 亿。据世界卫生组织（WHO）估计，每年有 20 万人死于血吸虫病，6 亿人生活在血吸虫病的风险区内。

　　血吸虫，又称裂体吸虫或住血吸虫，为多细胞无脊椎动物，隶属扁形动物门、吸虫纲、复殖目、裂体科、裂体属。感染人体的血吸虫主要有五种，分别为埃及血吸虫（*S. haematobium*）、曼氏血吸虫（*S. mansoni*）、日本血吸虫（*S. japonicum*）、湄公血吸虫（*S. mekongi*）和间插血吸虫（*S. intercalatum*）。

　　血吸虫病的临床症状主要与感染虫种、寄生部位及感染阶段等有关，主要表现为畏寒、发热、食欲减退、淋巴结及肝脾肿大等。重度血吸虫病会引发异位损害，晚期还会出现由肝硬化引起的门静脉高压综合征及其他合并症。

二、日本血吸虫病

1. 日本血吸虫的形态

日本血吸虫从形态上被划分为成虫、虫卵、毛蚴、母胞蚴、子胞蚴和尾蚴等阶段。

（1）成虫为雌、雄异体。雄虫较粗短，呈圆柱状，乳白或微灰白色。体长 12～20 mm，宽约 0.5 mm，尾端常向腹面弯曲，有口、腹吸盘各 1 个，腹吸盘之后的虫体略扁平，两侧向腹面卷折，形成抱雌沟。在腹吸盘之后的背部有串珠状睾丸 7 个。雌虫纤细如丝线，呈暗褐色，口、腹吸盘不发达，体长 12～26 mm，宽约 0.3 mm，生殖系统有卵巢、卵黄腺等（图 6-1）。

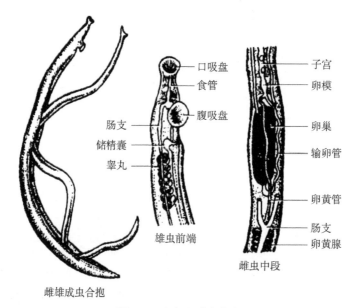

图 6-1　日本血吸虫成虫

（2）虫卵呈椭圆形，淡黄色，大小为（70～100）μm×（50～65）μm。无卵盖，卵壳一侧有一指状棘突，卵内含胚胎或成熟毛蚴（图 6-2）。

（3）毛蚴，平均大小为 99 μm×25μm，前端有嘴状突出，上有穿刺感觉纤毛的乳头状顶突，全身都披有纤毛。体内主要由头腺及胚囊组成，此外还有一原肠及两对焰细胞。头腺是穿刺腺，分泌溶细胞性物质，通过顶突排出体外，利用体纤毛的活动和头腺分泌物钻入钉螺体，在钉螺体内无性繁殖经母胞蚴、子胞蚴发育成尾蚴。

（4）尾蚴呈蝌蚪状，体长 280～360 μm，分体部
和尾部。尾部分叉，体部有口、腹吸盘，前端有特化
的头器，腹吸盘周围有 5 对穿刺腺，分泌多种酶类，
协助尾蚴侵入皮肤（图 6-2）。

2. 日本血吸虫生活史

日本血吸虫成虫寄生于人或动物的门静脉-肠
系膜静脉系统，雌虫在肠黏膜下层的静脉末梢内产
卵，一部分虫卵随门静脉系统入肝门静脉并沉积在
肝组织内，另一部分虫卵沉积在肠壁，或随坏死的
肠组织落入肠道，随粪便排出体外。若虫卵随粪便
排入水中，则在水里孵出毛蚴。毛蚴在水中游动，
钻入钉螺体内，经母胞蚴、子胞蚴的无性繁殖后，
发育成大量尾蚴，尾蚴自钉螺逸出，在水中游动。

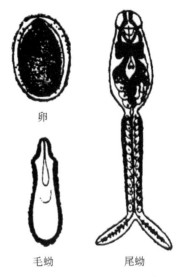

卵

毛蚴　　　尾蚴

图 6-2　日本血吸虫虫卵及幼虫

当人或其他哺乳动物接触含有尾蚴的疫水后，尾蚴钻入宿主皮肤，脱去尾部转
化为童虫，穿入静脉或淋巴管，随血液移行至门静脉-肠系膜静脉系统内定居并发育
为成虫。雌、雄成虫合抱，发育成熟后，雌虫开始产卵，完成生活史约需 1 个月（图
6-3）。成虫平均寿命为 4.5 年，最长可达 40 年。从日本血吸虫的生活史可以看出，
钉螺是日本血吸虫的唯一中间宿主，消灭钉螺即可有效阻断日本血吸虫病的传播。

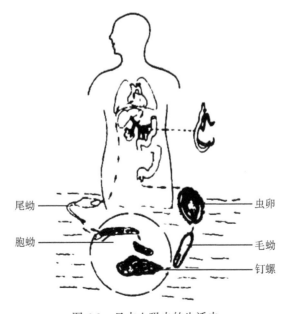

尾蚴　　　　　　　　　　　　　　　　　　　　　　虫卵

胞蚴　　　　　　　　　　　　　　　　　　　　　　毛蚴

　　　　　　　　　　　　　　　　　　　　　　　　钉螺

图 6-3　日本血吸虫的生活史

3. 日本血吸虫的致病性

血吸虫生活史中的各个发育阶段，如尾蚴、童虫、成虫及虫卵均可对宿主造成不同程度的损害，而虫卵引起的虫卵肉芽肿是最主要的病变。虫卵沉积在宿主的肝和肠壁等组织，释放可溶性虫卵抗原，经卵壳微孔渗透到组织中，被巨噬细胞吞噬、处理、提呈给 T 细胞。致敏的 T 细胞再次受到抗原刺激，可产生多种淋巴因子，趋化淋巴细胞、嗜酸性粒细胞等聚集，形成虫卵肉芽肿。虫卵肉芽肿的形成，一方面有利于隔离和清除虫卵释放的抗原，减少血液循环中抗原-抗体复合物的形成；另一方面破坏了宿主的正常组织，导致以肝硬化和肠纤维化为主的血吸虫病典型病例。

4. 日本血吸虫病临床表现

（1）急性血吸虫病：常在接触疫水后 1～2 个月出现，多发生于夏秋季。患者出现急性超敏反应症状，如发热、腹痛、腹泻、肝脾大及嗜酸性粒细胞增多。经治疗后迅速痊愈。如不治疗，则可发展为慢性血吸虫病或晚期血吸虫病。

（2）慢性血吸虫病：患者可无症状或轻微肝大、脾大，出现不定期腹泻、腹痛，粪便中带有黏液脓血。症状随病情进展加重，脾大，出现乏力、贫血、消瘦，进而发展为肝纤维化。

（3）晚期血吸虫病：肝硬化，出现门静脉高压、腹水、侧支循环形成及严重生长发育障碍，临床表现为巨脾、腹水、结肠增殖和侏儒。晚期患者中约70%出现巨脾，伴随脾功能亢进。腹水是由门静脉高压、肝功能失代偿和水、钠代谢紊乱等诸多因素所致。结肠增殖患者肠道症状较突出，肠壁新生肿物形成，肠腔狭窄与梗阻，左下腹可扪及肿块或条索状物。儿童期反复感染血吸虫后，患儿性腺和垂体等内分泌腺出现不同程度萎缩和功能减退，表现为垂体性侏儒。

宿主感染血吸虫后，可产生不同程度的保护性免疫。此种免疫不能杀死体内现存的成虫，但对再次入侵的童虫具有一定的抵抗作用，这种伴随着成虫存在而产生的对再感染的保护性免疫为伴随免疫。

5. 防治原则

对于日本血吸虫病患者及病畜，应加强粪便管理，避免虫卵入水。根据钉螺的生态特点和地理条件，因地制宜，采取改变钉螺滋生环境的办法，结合物理和化学方法消灭钉螺。加强个体防护，尽量避免与疫水接触，如必须在疫水中作业，应采用皮肤涂抹防护药物或穿防水胶鞋、塑料防护裤等防护措施。

三、曼氏血吸虫病

曼氏血吸虫病是一种广泛流行于非洲的地方性疾病。随着科技的发展，虽然可以运用地理信息系统对曼氏血吸虫病传播的危险因素进行评估和监控，但其仍然是流行区国家一个巨大的公共卫生问题。与其他多数蠕虫感染一样，曼氏血吸虫成虫在人体内不能繁殖，其对人体的危害主要取决于感染度和频度及成虫在体内的生存时间。成虫主要寄生于人体肠系膜下静脉、痔静脉丛，偶可寄生于肠系膜上静脉及肝内门静脉系统。曼氏血吸虫病主要病变在结肠与肝脏，产生虫卵肉芽肿与纤维化，与日本血吸虫病相似但较轻。

1. 曼氏血吸虫的形态

曼氏血吸虫是 Bilharz 于 1852 年首先在埃及开罗一尸检患者中发现的。雄虫大小（6～14）mm×1.1 mm，雌虫大小（7～17）mm×0.25 mm。体表有明显结节，上有束状细毛。雌虫日产卵 300 个左右，仅为日本血吸虫的 1/10，且为单个产生与沉着。虫卵随粪便排出，毛蚴在水中孵出后侵入中间宿主扁卷螺科的双脐螺，后者可感染不同性别的毛蚴成为雌雄同体（hermaphrodite），与日本血吸虫在钉螺体内为单性感染不同。

2. 曼氏血吸虫流行特征

曼氏血吸虫广泛流行于非洲（尼罗河三角洲，包括埃及、苏丹、埃塞俄比亚、肯尼亚、坦桑尼亚、莫桑比克、津巴布韦、赞比亚、刚果等）、南美洲（巴西、圭亚那、多米尼加、加勒比海等）和亚洲（阿拉伯半岛）。

（1）传染源：主要为人、猴、狒狒、长爪沙鼠，家鼠与野鼠偶有自然感染，但对本病传播无重要作用。

（2）传播途径：与日本血吸虫病基本相同，中间宿主为双脐螺（*Biomphalaria*），有光滑双脐螺、藁杆双脐螺、菲氏双脐螺等。双脐螺无靥，水生性，与钉螺水陆两栖性不同。

（3）易感人群：患者以农民与儿童居多。流行区居民因反复感染有部分免疫力，非流行区居民初次感染可引起急性血吸虫病。

3. 曼氏血吸虫的致病性

曼氏血吸虫与日本血吸虫基本相似，只是其虫卵肉芽肿的形成机制主要是细胞介导的免疫反应。曼氏血吸虫虫卵肉芽肿较日本血吸虫少，体积亦小，虫卵在黏膜下层产出后 6 天左右毛蚴成熟，致敏 T 细胞。当后者再与虫卵抗原接触时，释放出多种淋巴因子，在虫卵周围发生炎症反应，有大量嗜酸性粒细胞、巨噬细胞和淋巴细胞浸润，形成虫卵肉芽肿，重者形成嗜酸性脓肿。曼氏血吸虫病病理变化取决于组织中虫卵数和虫卵周围炎症反应的程度与范围。随着虫卵中毛蚴死亡与宿主抑制性 T 细胞和抗独特型抗体的调控作用，虫卵肉芽肿缩小，最后形成瘢痕。

曼氏血吸虫病的病理改变与日本血吸虫病相似但较轻。肠道病变以直肠与乙状结肠为主，肠黏膜虫卵肉芽肿坏死脱落后形成浅表溃疡，产生脓血便。肠黏膜增生可形成息肉。虫卵不断经门静脉进入肝脏可引起肝内门静脉周围纤维化、门静脉阻塞与门静脉高压，导致门腔侧支循环形成，尤以食管下端和胃底静脉曲张多见，脾脏因被动充血而肿大，晚期可出现腹水。本病中枢神经系统损害很少见，虫卵肉芽肿压迫脊髓较多，日本血吸虫病则与之相反。

4. 曼氏血吸虫病临床表现

尾蚴皮炎少见。在流行区以轻症和无症状者占多数。

（1）急性血吸虫病：多见于初次感染者。于感染后 3～7 周出现畏寒、发热、出汗、腹痛、腹泻、咳嗽、肝大压痛、脾大（约 10%）、血中嗜酸性粒细胞增多等。病程较急性日本血吸虫病短、病情亦较轻。

（2）慢性与晚期血吸虫病：大多有腹痛、腹泻、肝脾肿大。晚期肝门静脉周围纤维化引起门静脉高压时，可出现巨脾、食管下端静脉曲张破裂出血等，早期肝功能试验大多正常。晚期可有肝功能失代偿，出现腹水与水肿，血清白蛋白水平下降、球蛋白水平升高、白蛋白与球蛋白比例倒置。黄疸、肝掌、蜘蛛痣等均较门静脉性肝硬化少见。脑型血吸虫病少见，但脊髓病变则较日本血吸虫病多见，出现横贯性脊髓炎。

四、埃及血吸虫病

埃及血吸虫病是由埃及血吸虫寄生在膀胱静脉和盆腔静脉丛所引起，临床上有终末血尿、膀胱刺激与尿路梗阻等症状。

1. 埃及血吸虫流行特征

（1）传染源：人是主要传染源，无保虫宿主。
（2）传播途径：人尿、粪中虫卵污染水源，接触疫水后而传播。
（3）易感人群：16～20 岁人群感染率最高，男女无差别。

2. 埃及血吸虫病临床表现

（1）潜伏期：从尾蚴侵入至尿中出现虫卵的潜伏期为 10～12 周。

（2）急性期：症状少见。仅少数有发热、乏力等全身症状。荨麻疹常见。可有肝脾肿大。血中嗜酸性粒细胞增多。

（3）慢性期：早期症状为无痛性终末血尿，持续数月或数年，以后逐渐出现尿频、尿急等症状，继而可出现排尿困难，如并发尿路梗阻、肾盂积水，继发细菌感染，最后可引起肾衰竭。膀胱镜检可见膀胱壁上有大量虫卵肉芽肿产生的沙斑、黏膜增生性炎症及由尿酸、草酸与磷酸盐组成的结石。本病可能诱发癌变，患者年龄在 40 岁左右，大多为未分化的鳞状细胞癌，转移较少见且出现较迟。肝肠症状出现较迟，且较日本血吸虫病轻。肺部症状也较少见。男性患者可有前列腺炎、阴茎阴囊象皮肿等。女性患者可出现阴唇乳头状物，易误诊为癌肿。此外，卵巢、输卵管等均可受累。

五、其他血吸虫病

1. 湄公血吸虫病

湄公血吸虫病于 1950 年在泰国南部被首先发现，在老挝湄公河的江岛流行，1978 年才被正式命名为湄公血吸虫病。

（1）湄公血吸虫：湄公血吸虫雄虫长 15～40 mm，有 7 个睾丸。抱雌沟从头部延伸至末端。体表多刺状突起。雌虫长 12～23 mm，卵巢与卵模位于中部 1/5 处。虫卵呈止圆形，直径 40～45 μm。卵壳一侧近末端有一小结。

湄公血吸虫寄生在肠系膜静脉内。湄公血吸虫从尾蚴感染至成虫产卵的潜伏期较日本血吸虫长，小鼠为 35 天。而日本血吸虫为 20～26 天，家兔对湄公血吸虫不易感。

湄公血吸虫宿主为新拟钉螺属（*Neotricula*）的开放拟钉螺，在水中生活，不是水陆两栖。水中的虫卵进入螺体，在螺体内发育为尾蚴。尾蚴从螺体逸出，尤以早晨为多，终宿主通过接触疫水感染尾蚴。进入人体的尾蚴可通过人体的血液循环系统到达各个器官组织，引起病变。

（2）临床表现：湄公血吸虫的致病性与日本血吸虫相当，湄公血吸虫病的临床表现与日本血吸虫病相似，当人体大量感染时，机体可出现如下症状：

1）发热：间歇或弛张热，可伴有畏寒和出汗。症状较轻时表现为低热，为自限性。

2）肝脾肿大：绝大多数急性期患者有肝脾肿大。肝大系大量虫卵结节形成，引起周围组织充血、水肿，造成肝脏急剧肿大，质软，且有压叩痛。脾脏受虫卵毒素刺激而充血肿大，触感明显。晚期湄公血吸虫病还可出现肝纤维化。

3）胃肠道症状：湄公血吸虫在肠道生长繁殖可引起肠道发炎、脓肿、溃疡。多数病例表现为慢性腹泻、腹痛，大便稀或带黏液，偶尔带血。重者有脓血便伴里急后重，类似慢性细菌性痢疾。

长期感染未能得到及时治疗或治疗不彻底者容易发展为慢性湄公血吸虫病。慢性期可无症状，有症状者常见胃肠道反应，也有肝大、肝硬化等表现。晚期患者可表现出消瘦、肝脏萎缩、肝硬化、腹水、腹壁静脉怒张等症状。

2. 间插血吸虫病

间插血吸虫病是由间插血吸虫寄生于肠道静脉所致的地方性寄生虫病。多数患者感染后可无明显症状。感染严重者可有左髂骨骤起疼痛、腹痛、腹泻等表现。

（1）间插血吸虫：间插血吸虫成虫大小因宿主而异，易与其他种血吸虫混淆。雄虫长 11.5～14.5 mm，宽 0.3～0.5 mm，睾丸 2～7 个，4 个多见，小棘自睾丸后方起分布于腹面、侧方及背面，表皮有小结节。雌虫长 13～24 mm，宽 0.2～0.25 mm，卵巢位于肠支之间，大多呈螺旋状扭曲。子宫内虫卵平均大小 140 μm×37 μm，有 25%～60% 的虫在感染后 80 天开始产卵，最多每虫产卵 122 个。卵末端有棘，微弯，卵娄-尼染色反应阳性，卵壳耐酸染色阳性。以 Bouin 液固定，毛蚴中间凹陷呈眼镜玻璃状。尾蚴的腺分泌物呈颗粒线样。尾蚴腹吸盘后腺体的黏性分泌物使其出现聚集倾向。

（2）临床表现：多数患者感染后症状不明显。感染严重者可有左髂骨骤起疼痛。肝活检可见虫卵周围有嗜酸性脓肿形成。直肠镜检查可发现直肠黏膜病变，直肠瓣附近黏膜充血、肠壁发炎或有息肉形成，患者可有明显消化道症状，大便内有血及黏液，里急后重等。另一种为无炎症反应型，仅见黏膜增厚，内有虫卵。

第二节　日本血吸虫病的防治策略

在我国流行的血吸虫病主要是日本血吸虫病。中华人民共和国成立初期，日本血吸虫病为我国疾病负担最重的疾病之一。据 20 世纪 50 年代统计，我国血吸虫病病例总数达 1200 万，病例分布于南方 12 个省（自治区、直辖市）。经过近 70 年的防治，我国血吸虫病防治（以下简称"血防"）工作取得了巨大成就。

截至 2020 年底，全国 12 个血吸虫病流行省（自治区、直辖市）中，上海、浙江、福建、广东、广西 5 个地区继续巩固血吸虫病消除成果，四川与江苏维持传播阻断标准，云南、湖北、安徽、江西、湖南 5 个省继续维持传播控制标准。全国共有 450 个血吸虫病流行县（市、区），共有血吸虫病流行乡（镇）3352 个、流行村 28 376 个，流行村总人口 7137.04 万人。2020 年，全国共有 36 个县（市、区）当年新达到血吸虫病消除标准，6 个县（市、区）当年新达到传播阻断标准。截至 2020 年底，全国 450 个流行县（市、区）中，337 个（74.89%）达到血吸虫病消除标准，98 个（21.78%）达到传播阻断标准，15 个（3.33%）仍处于传播控制阶段，具体见表 6-1。

表 6-1　2020 年全国血吸虫病流行现状

省(自治区、直辖市)	流行县(市、区)数	流行乡(镇)数	达到消除标准		达到传播阻断标准		达到传播控制标准	
			县(市、区)数	乡(镇)数	县(市、区)数	乡(镇)数	县(市、区)数	乡(镇)数
上海	8	80	8	80	0	0	0	0
江苏	64	471	57	427	7	44	0	0
浙江	54	460	54	460	0	0	0	0
安徽	50	357	22	123	24	232	4	2
福建	16	74	16	74	0	0	0	0
江西	39	295	24	126	4	121	11	48
湖北	63	521	36	189	27	332	0	0
湖南	41	281	15	74	26	207	0	0
广东	14	35	14	35	0	0	0	0
广西	20	69	20	69	0	0	0	0
四川	63	635	60	605	3	30	0	0
云南	18	74	11	27	7	47	0	0
合计	450	3352	337	2289	98	1013	15	50

回顾我国血防工作的整个历程，不难发现我国血防工作所取得的成就主要得益于两个方面：一是国家的高度重视。党和政府不仅动员流行区政府与社区群众积极参与血防工作，而且保持持续的财力、物力和人力投入，在血防工作的不同阶段提出不同的防治目标。二是不断发展的科学技术及在技术上充分发挥指导作用的专家，保证了血防工作在不同防治阶段能够及时调整策略，及时推广应用血防新技术，不断推进血防工作的进程。

回顾我国血防工作近 70 年的历程，从防治策略演变的角度上，可以将我国血防工作大体分为以下四个阶段。

一、以灭螺为主的防治策略

1950~1989 年为第一阶段，也是实施以消灭钉螺为主、个体防护为辅的防治策略时期。这一时期内的流行特征是血吸虫病感染率、重症患者数量及有螺面积呈明显下降趋势。1984 年全国共有 1100 万患者得到了治疗。上海、广东、福建和广西分别在 1985~1989 年达到了血吸虫病消除标准，提示控制钉螺消灭血吸虫病这一目标可以在某些地区达到。但是这一阶段后期（1986~1988 年），全国血吸虫病急性感染病例数仍然很高，有螺面积有所增加，从 1980 年的 27.5 亿 m^2 增加到 1988 年的 34.7 亿 m^2。主要原因是药物灭螺与环境改造成本高，操作复杂，该策略在环境复杂、经济发展水平不高的湖沼型地区、山丘型地区难以继续实施且实施效果不明显。

二、以化疗为主结合灭螺的防治策略

1990~2003 年为第二阶段，也是实施以化疗为主要防治策略的时期。由于高效低毒治疗药物吡喹酮的发明与应用，这一阶段的血防工作重点从阻断传播转为以化疗为主的防治措施。该策略实施后期，浙江省于 1995 年达到传播阻断标准，全国血吸虫病病例数也大幅度下降，从 1992 年的 170 万人减少到 2001 年的 82.8 万人。同时，世界银行贷款中国血吸虫病控制项目在这一阶段实施，共覆盖全国 219 个县，项目结束时达到传播控制标准的有 47 个县，达到传播阻断标准的有 82 个县。全国血吸虫病病例数和感染率明显下降，病例数从 1989 年估计的 163.8 万例下降到 1995 年的 86.5 万例，平均感染率从 9.7% 下降到 4.9%。家畜的感染率也出现下降，从 13.2% 下降到 9.1%。但是，该防治策略仍存在着不足，特别是在世界银行贷款中国血吸虫病控制项目结束后，因财政支持缺口较大和 1998 年的特大洪水及水利工程建设引起生态环境变化等，湖沼型地区血吸虫病疫情出现了回升，表明在湖沼型高发地区，因化疗不能预防再感染而不能阻断血吸虫病传播，以化疗为主的防治策略可持续效果不佳，防治成效难以巩固。21 世纪初，血吸虫病感染率回升后，血吸虫病再次成为我国卫生领域的关注点。

三、以控制传染源为主的防治策略

2004~2015 年为第三阶段，也是实施以传染源控制为主的综合防治策略时期。为了解决人、畜重复感染问题，我国自 2004 年起采取了以控制传染源为主的防治策略。以控制传染源为主的防治策略先进行了试点，在取得效果的基础上，在全国湖沼型地区获得了推广应用。推广应用的结果表明，该策略实施后的几个传播季节里，血吸虫病发病率明显降低，并可持续一段时期。这一阶段中，全国于 2015 年实现传播控制目标，全国血吸虫感染人数和急性血吸虫病病例数分别为 7.72 万人和 0 例，较策略实施初期的慢性与急性病例数显著下降，与 2004 年的 84.3 万例和 816 例相比，分别下降了 90.8%和 100%。耕牛感染率也下降显著，从 2004 年的 4.5%下降到 2015 年的 0.06%。这提示以控制传染源为主的综合防治策略是当时社会经济发展水平下的最佳选择，该防治策略的可持续性决定着其仍可延续应用于消除目标的实践中。

四、强化监测措施迈向消除血吸虫病的策略

2016 年以来为第四阶段，也是强化监测措施迈向消除血吸虫病的时期。国务院于 2014 年 11 月召开了全国血防工作会议，回顾了我国血防工作的成就，分析了面临的挑战，提出了 2025 年全国消除血吸虫病的目标。因此，这次会议标志着我国血防工作全面进入了消除阶段，吹响了迈向消除血吸虫病的进军号。国家卫生健康委员会、国家发展和改革委员会、财政部等 10 部门于 2018 年 11 月联合发布《地方病防治专项三年攻坚行动方案（2018—2020 年）》。因此，这一阶段从政治层面提出了消除血吸虫病目标，启动了攻坚行动方案，从策略层面上仍实施以控制传染源为主的综合防治策略，从战术层面上提出了精准血防行动，从而强化了血吸虫病监测工作。特别是 2016 年以来，全国各地认真贯彻落实 2014 年全国血防工作会议精神和《"十三五"全国血吸虫病防治规划》，把血防工作列入重要议事日程，狠抓各项防治措施的落实，全力推进血防达标攻坚，以省为单位，上海、广东、福建、广西、浙江等省（自治区、直辖市）2015～2016 年均通过国家组织的血吸虫病消除复核评估。四川省于 2017 年通过国家评估，全省实现传播阻断目标，其余 6 省尚处于传播控制阶段，三峡库区重庆市坚持输入性病例及钉螺监测，至今未发现输入性钉螺和传染源。各地继续坚持以传染源控制为主的综合防治策略，落实各项防控措施，血吸虫病疫情持续下降。

2020 年，全国血吸虫病疫情继续维持较低水平。全国血吸虫病患者以晚期血吸虫病患者为主（表 6-2），占患者总数的 99.98%，仅发现 3 例粪检阳性者（包括 1 例境内输入性急性血吸虫病病例）；全国未查出粪检阳性耕牛（表 6-3），耕牛血检阳性率亦较 2019 年有所下降；全国有螺面积较 2019 年无明显变化；全国血吸虫病监测工作中未发现血吸感染居民、家畜，监测工作中解剖镜检未发现血吸虫感染性钉螺，仅在国家血吸虫病监测点发现 1 处血吸虫核酸阳性钉螺环境。

表 6-2　2020 年全国血吸虫病流行区人群血吸虫病检查与化疗情况

省(自治区、直辖市)	检查人数							治疗患者数			扩大化疗人·次数
	询检人数	询检阳性人数	血检人数	血检阳性人数	血检阳性率(%)	粪检人数	粪检阳性人数	急性	慢性	晚期	
上海	119 573	8172	33 008	12	0.04	11	0	0	1	0	0
江苏	846 705	6015	361 556	2479	0.69	29 493	0	0	0	763	4462
浙江	94 333	17 818	94 235	405	0.43	418	0	0	0	1009	322
安徽	1 849 032	318 713	798 148	7154	0.90	48 682	0	0	0	4173	112 094
福建	1818	0	3504	0	0.00	0	0	0	0	0	0
江西	1 071 289	202 684	447 945	12 178	2.72	23 753	2	0	2	4635	92 214
湖北	2 275 929	356 210	871 004	14 371	1.65	45 480	1	1	0	4074	290 482
湖南	2 583 164	641 808	1 397 980	24 978	1.79	49 108	0	0	1	3777	207 754
广东	13 790	3	4210	4	0.10	6	0	0	0	0	0
广西	10 728	2	6286	1	0.02	4771	0	0	0	0	0
四川	1 737 891	226 737	989 360	15 662	1.58	55 983	0	0	0	642	202 963
云南	513 403	20 418	255 846	5935	2.32	16 007	0	0	0	136	53 812
合计	11 117 655	1 798 580	5 263 082	83 179	1.58	273 712	3	1	4	19 209	964 103

表 6-3　2020 年全国血吸虫病流行区耕牛血吸虫病检查与化疗情况

省(自治区、直辖市)	流行村存栏数	血检头数	血检阳性头数	粪检头数	粪检阳性头数	治疗病牛头数	扩大化疗牛头·次数
上海	0	0	0	0	0	0	0
江苏	635	399	0	46	0	0	51
浙江	9763	2501	0	0	0	0	0
安徽	25 289	214	0	14 262	0	0	9134
福建	11 199	100	0	386	0	0	0
江西	63 530	47 995	142	16 352	0	0	47 164
湖北	52 856	36 250	120	19 225	0	0	65 431
湖南	26 415	545	0	13 261	0	0	30 365
广东	4655	370	0	0	0	0	0
广西	51 526	200	0	3127	0	0	0
四川	90 544	51 901	64	3384	0	0	55 710
云南	208 012	7412	0	60 630	0	0	58 425
合计	544 424	147 887	326	130 673	0	0	266 280

但疫情数据显示，我国部分地区血吸虫病传播风险仍然存在。2020 年全国报告的 1 例输入性急性血吸虫病病例发生于 2019 年新达到传播阻断标准的安徽省池州市贵池区，调查显示感染地为受洪灾影响导致钉螺扩散而形成的钉螺复现环境，且因家畜反弹等因素存在感染性钉螺，外来务工人员因在感染地游玩接触疫水而感染血吸虫。此外，2020 年全国查出有螺面积较 2019 年增加 18.28%，12 个流行省份中有 7 个省份报告了新现有螺面积，累计达 1174.67 hm²，较 2019 年大幅增加。新发现有螺面积 98.38% 分布于湖北省，15 个新发现有螺村中 13 个分布于湖北省，分析其可能成因在于 2020 年洪灾期间因溃决或洪水漫滩倒灌，钉螺经洪水、漂浮物等扩散而导致历史无螺地区出现钉螺。2020 年湖区 5 省均遭受不同程度洪涝灾害，大面积钉螺滋生环境被淹，洪灾对钉螺分布及血吸虫病传播的影响有待于进一步调查。以上结果提示，血吸虫病流行因素复杂，全国实现消除血吸虫病的目标仍任重道远。

第三节　曼氏和埃及血吸虫病的防治策略

WHO 2013 年召开理事大会通过决议，将全球消除血吸虫病规划列入优先重点工作。其目标是到 2020 年所有流行国家血吸虫病的病情得到有效控制，到 2025 年所有国家消除血吸虫病。WHO 非洲区（WHO/AFRO）制定的《消除血吸虫病战略规划（2014—2020 年）》，提出在 2020 年前 WHO 非洲区要实现"消除血吸虫病这一公共卫生问题"（eliminate schistosomiasis as a public health problem），即血吸虫重度感染率降至并维持在＜1%，在某些地区实现血吸虫病传播阻断（interruption of transmission）。采取的主要防治策略包括病情控制（morbidity control）与预防感染（infection prevention）。病情控制的主要干预措施是预防性化疗，辅以社区教育、监测监督和病例管理。预防感染的主要措施包括健康教育、安全用水、改善卫生设施及环境管理（包括药物灭螺）。

由于非洲血吸虫病流行国家经济落后，卫生条件很差，缺乏必要的卫生保健措施，公众对疾病认知度差及人口显著增加与人口流动导致疾病扩散，人群血吸虫病感染率仍然很高。因而，非洲各国应针对血吸虫病流行及社会经济发展实况，开展全国性疫情调查研究，摸清流行本底实况，制定相应控制策略和规划，在优化防控措施的基础上，政府重视并积极组织实施防控措施，才可能如期实现全球消除血吸虫病规划目标。

一、预防性化疗

20 世纪 80 年代中期，根据全球血吸虫病流行状况及防治进展，WHO 提出全球控制血吸虫病的新策略，以病情控制取代过去的传播阻断作为新防治目标，即以减少有症状及重度感染患者、减少后期并发症及降低死亡率为工作目标。防治措施的重点也从中间宿主螺控制（灭螺）为主转为以健康教育与化疗为主。健康教育重在预防，而化疗兼有治疗与预防双重功能。化疗作为病情控制中病原学治疗的主要手段，其目的是通过杀灭感染者体内的虫体，减少感染者组织内虫卵沉积量，从而减少感染人数及降低临床发病率。同时，化疗使感染者中止排虫卵或降低排卵量，减少感染人群排出虫卵对环境的污染，从而达到减少疾病传播的作用。

吡喹酮是一种高效、低毒的抗血吸虫药物，采用吡喹酮化疗，可降低血吸虫病感染度，降低感染人群的血吸虫病发病率。在高度流行区，学龄儿童、渔民及灌溉区的农民等高危人群为群体化疗的目标人群，高度流行区化疗要求目标人群每年吡喹酮化疗覆盖率至少达到 75%。同时，通过健康教育普及血吸虫病防控知识，增强居民对预防及治疗重要性的认识，从而促进社区群体性化疗的开展。

病情控制是卫生服务系统重要组成部分，其中应该包括以下内容：针对出现血吸虫病症状的人群，在充足的卫生资源下进行诊断，使用合适剂量的吡喹酮（40～60 mg/kg 体重）对患者实施治疗；对于出现并发症的血吸虫病患者，在医院或者社区诊疗所给予适当的照料；对在吡喹酮治疗后出现严重不良反应的病案进行详细记录，并进行病例管理。

群体化疗是指不经过病原学或其他检查，治疗疫区全部人口中无禁忌证者。在非洲血吸虫病流行国家中，已有 26 个国家开始实施大规模群体化疗，目标是使血吸虫病流行高危社区中至少 75% 的学龄儿童接受预防性服药。在一些国家，部分高危社区的成人也是预防性服药目标人群。但在 26 个实施预防性服药的国家中，只有 8 个国家直接针对血吸虫病采取预防性服药或结合其他被忽略热带病进行预防性服药，目前已有更多开始结合其他被忽略热带病的项目正在开展。尽管 2006～2012 年，有 26 个国家的预防性服药项目明显增多，但多数国家因服药覆盖率低，仍不足以控制血吸虫病病情。少数国家，如布基纳法索、尼日尔及乌干达通过预防性服药实现了血吸虫病病情控制。据估计，2009 年在 1.3 亿学龄儿童中，约有 25% 儿童接受了预防性服药，成人接受预防性服药的比例只有 10%。

在非洲，采用吡喹酮化疗仍面临着很多的困难。近 10 年来，一方面诸多非洲血吸虫病流行国家仍缺乏足够资金购买吡喹酮，另一方面全球因生产吡喹酮所需原料不足，吡喹酮生产量较低，使得一些没有资金问题的国家也难以获得足够量的吡喹酮。据 WHO 报告，2012 年非洲地区仅有 9.5% 的血吸虫病患者获得了吡喹酮治疗。此外，在一些地区由于社会文化信仰、对服药不良反应的恐惧等原因，吡喹酮服药依从性较低；因为缺乏资金，难以开展社区宣传及动员以推动提高服药率；一些非洲国家虽有吡喹酮，但因缺乏工作经费，大规模群体化疗难以展开；因设备简陋，吡喹酮的及时运输与合理储存对于一些血吸虫病流行国也是一大挑战。其他一些常见挑战还包括医疗卫生系统内部缺乏协调、国界或边界冲突、地区政局不稳定及社区卫生工作者缺乏奖励机制等。长期持续化疗导致血吸虫对吡喹酮产生抗药性问题，同样是对大规模群体化疗措施的一大威胁，但目前既无针对抗药性的预警系统，也无可用于指导各国开展吡喹酮抗药性预防的指导方针。由于财力及人力资源有限，对大规模群体化疗实施的监督力度不足，专业人员缺乏数据管理能力，化疗覆盖率数据的报告仍然滞后。

二、健康教育

寄生虫学专家 Rogers 指出："控制寄生虫病最有效的办法不是药物和专业卫生服务，而是良好的社会经济状况、积极的公共健康教育、适宜的卫生政策和必要的卫生设施。"人类在生产、生活过程中多种不卫生行为造成了血吸虫虫卵的污染，加剧了血吸虫病的流行。近年来，WHO 提出了新的血吸虫病防治策略，建议以病情控制代替过去传播阻断的防治目标，控制措施着眼于人及人的行为，将健康教育列为主要干预措施之一，促使流行区居民关注自己的生活劳动行为、用水方式、粪便管理和治疗依从性等自身行为在血吸虫病控制中的意义。Mott 博士在总结世界各国血防经验时指出，WHO 制定的病情控制策略除了使用安全药物治疗外，主要干预措施是健康教育和安全用水。因此，开展健康教育，普及卫生知识，提高人群的自我保健意识、能力和卫生素质是预防血吸虫病最经济、最有效的对策之一。

血吸虫感染与人的行为密切相关，通过健康教育提高人群预防血吸虫病知识水平，可以改变人的行为，从而避免或减少感染。针对血吸虫病预防知识知晓率低下的状况，实施健康教育干预，可以明显提高血吸虫病防治知识知晓率，是一种低成本的有效防治方法。

以往血吸虫病防治，重点强调宿主螺控制和降低传播的措施，而忽视了对公众开展血吸虫病危害教育。通过有针对性的健康教育让社会广泛认可病情控制的理念，认识到人群行为改变对于疾病控制的利害关系，对防治工作的益处就会明显增加。当前在实施控制项目的国家中，健康教育的主要作用是鼓励受疾病威胁的人群接受疾病筛查或治疗；尤其是对学龄儿童进行诊断和治疗过程中也需要儿童的配合。同样，成年人群知晓了当前的控制措施后，可鼓励子女参与校外的各项控制活动，从而提高化疗依从性。当前，主要是运用各类健康教育材料对当地人群开展健康教育活动，如特色电视节目、在社区卫生中心或其他场所的交流、幻灯片或录像等。卫生人员尤其是受过健康教育专业培训者是最佳的健康教育工作者，如医生、护士、助产士、助手、技术员和其他人员。在社区开展健康教育工作，让人们了解血吸虫病、寄生虫的生活史、治疗的益处和控制目标是重要的健康教育内容。

三、卫生条件改善与安全用水

非洲血吸虫病流行区卫生设施非常落后，部分地区厕所覆盖率低于 25%，特别是公共场所，如轮船码头、学校、卫生机构、教堂及各类市场等。由于人类排泄物随意排放，水源不断受到污染，恶劣的卫生条件是血吸虫病传播的重要流行因素之一，并导致很多血吸虫感染者经过化疗后虽已治愈，但很快又再次感染，削弱了全民化疗的作用。因此，要实现传播阻断非常有必要改善卫生条件。卫生条件的改善不仅有助于预防血吸虫病传播，而且有利于预防多种肠道传染病的暴发。因此，一些疾病控制项目已在卫生部、非政府组织、以社区为基础的组织和其他部门带领下致力于卫生条件的改善。血吸虫病防治计划项目也应积极参与并支持卫生条件改善，促进社区卫生设施建设，包括促进社区参与建设公共厕所，增加其厕所覆盖及使用的频率，加强排泄物的安全处理。推动社区洗手行为和个人卫生习惯改变，并加强跨行业和跨部门的协作，建立伙伴关系，确保卫生条件改善和相关行为改变的集约投资，包括支持和维护学校良好的卫生设施，在城市地区提供维护社区的卫生设施，加强公共中心厕所建设的法律法规。安全用水是预防血吸虫感染的重要措施，同时也是改善卫生条件、减少肠道传染病的重要一环。提供清洁饮用水及安全的生活用水，就有可能使血吸虫感染的危险性大大降低，这一措施对于以生活方式为主感染血吸虫病的人群至关重要。

四、环境管理与灭螺

螺是血吸虫的中间宿主，血吸虫毛蚴感染中间宿主螺，毛蚴进入螺蛳体内发育为成熟的尾蚴，成熟尾蚴从螺体中逸出，被释放到水中通过皮肤感染人。环境管理是指通过环境治理和针对性灭螺等方法，减少或消除水体中的中间宿主螺，切断血吸虫生活史，以控制血吸虫感染和阻断传播。自 20 世纪 80 年代中期以来，一直有学者致力于灭螺植物的筛选和应用工作，有研究者在实验室证实皂类浆果植物（*Phytolacca dodecandra*）是有效的灭螺药物。埃塞俄比亚对皂类浆果植物 endod 进行加工，并进行喷洒灭螺试验，发现喷洒 endod 是省力有效的灭螺方法。由于在大型水体使用灭螺药进行螺蛳控制对环境影响较大，且成功控制的可能性低，对于农田水利灌溉系统、大坝和池塘，可通过混凝土沟渠建设致水流加快和限制河道中植被生长来减少螺蛳滋生，同时推进水改方案，去除大型水体边缘地带如娱乐场所和其他传播地带的植被；对小型、频繁使用且传播风险非常高的水体可实施安全重点灭螺，有针对性地推广使用氯硝柳胺灭螺剂。

参 考 文 献

安艳，郭积燕，2013. 免疫学基础与病原生物学[M]. 北京：中国医药科技出版社.

戴建荣，2006. 氯硝柳胺新剂型的研究[D]. 南京：南京医科大学.

戴建荣，周晓农，梁幼生，等，2002. 中国大陆钉螺对氯硝柳胺敏感性的测定[J]. 中国寄生虫学与寄生虫病杂志，20（2）：101-105.

黄水生，1993. 杀螺剂及钉螺生物学的研究进展[J]. 湖北预防医学杂志，4（4）：50-51.

李石柱，许静，汪天平，等，2019. 弘扬新时期血防精神 推进血吸虫病消除进程[J]. 中国血吸虫病防治杂志，31（1）：1-12.

廖志武，王善青，2020. 我国 2000—2019 年主要热带病的流行与防治概况[J]. 中国热带医学，20（3）：193-201.

刘步林，1998. 农药剂型加工技术[M]. 第 2 版. 北京：化学工业出版社.

任光辉，梁幼生，2015. 非洲血吸虫病学[M]. 北京：人民卫生出版社.

邢云天，2011. 氯硝柳胺牛血吸虫病防护剂的防护机制研究[D]. 无锡：江苏血吸虫病防治研究所.

邢云天，戴建荣，2010. 杀螺药物氯硝柳胺研究进展[J]. 中国血吸虫病防治杂志，22（5）：504-508.

张利娟，徐志敏，郭婧怡，等，2019. 2018 年全国血吸虫病疫情通报[J]. 中国血吸虫病防治杂志，31（6）：576-582.

张利娟，徐志敏，杨帆，等，2021. 2020 年全国血吸虫病疫情通报[J]. 中国血吸虫病防治杂志，33（3）：225-233.

张涛，姜庆五，2002. 氯硝柳胺的毒理学研究[J]. 中国血吸虫病防治杂志，14（3）：234-236.

赵晋英，刘鹏，李艳伟，等，2020. 血吸虫病联合用药的研究进展[J]. 中国寄生虫学与寄生虫病杂志，38（2）：370-377.

周晓农，许静，吕山，等，2019. 中国消除血吸虫病的进程与科技成果[J]. 中华疾病控制杂志，23（7）：749-753.

Andrews P，Thyssen J，Lorke D，1983. The biology and toxicology of molluscicides，bayluscide[J]. Pharmac Ther，19（2）：245-295.

第七章

氯硝柳胺的其他应用

氯硝柳胺是一种高效、低毒、对环境影响较小的杀螺药物，曾是抗寄生虫药，用于治疗人、畜的绦虫病，此外，还在很多领域具有非常广泛的应用。本章将主要围绕氯硝柳胺杀血吸虫尾蚴、抗肿瘤作用及氯硝柳胺衍生物的作用进行介绍。

第一节　杀血吸虫尾蚴作用

氯硝柳胺是一种高效、低毒的灭螺药，同时具有强大的杀灭血吸虫尾蚴的作用。根据血吸虫尾蚴大量聚集于水体表面的生态特点，研究者研制出一系列实用性氯硝柳胺新剂型，为血吸虫病防治提供了新方法。

一、氯硝柳胺漂浮缓释剂

夏全斌等研制出一种长效氯硝柳胺漂浮缓释剂并对其杀灭血吸虫尾蚴效果进行了评估。研究者将氯硝柳胺可湿粉与工业原粉按一定比例混合，加树脂聚合物胶浆制成碱性软材料，过 14 孔/25.4 mm 钢筛造粒，制成药物颗粒晾干备用。蔗渣经散碎、蒸煮热磨后干燥，加适量胶黏剂制成纤维料备用。将药物颗粒与纤维料按比例混合，加入助浮剂混匀，铺模造形，热压成 100 mm×100 mm 药物纤维块。制成的药物纤维板重 45 g，含药量 20.0%，呈棕色，有黄白颗粒相间，含水量 13.5%～14.0%，最大吸水率 114%，膨胀率 1.5%～2.0%，可在水面漂浮 3 个月不崩解，药物缓慢释放，灭蚴有效时间可持续 30 天以上。

二、氯硝柳胺石膏砖控释剂

曹奇等制备了一种氯硝柳胺石膏砖,并对其杀灭血吸虫尾蚴效果进行了评估。研究者以氯硝柳胺乙醇胺盐可湿性粉剂为原料,以稻糠为载体,烧石膏粉为黏合剂,按重量比 1∶1∶2 加水搅拌,放置于可拆装砖模内,制成含氯硝柳胺 2 g 的石膏砖控释剂。在静水状态下,每隔 4 天、8 天、16 天和 32 天各采水样 10 ml,用直接杀蚴法考察氯硝柳胺石膏砖的灭蚴效果。试验发现,所有水样经尾蚴接触 0.5~2.0 h 后,下沉率均为 100%,而对照组尾蚴下沉率均为 0,显示氯硝柳胺有明显杀灭尾蚴的效果。

三、25%氯硝柳胺悬浮剂

李洪军等分别采用杀蚴试验和小鼠感染试验考察了 25%氯硝柳胺悬浮剂对日本血吸虫尾蚴的杀灭效果。杀蚴试验用 25%氯硝柳胺悬浮剂配制氯硝柳胺基质浓度分别为 10 mg/L、5 mg/L、1 mg/L、0.5 mg/L、0.1 mg/L、0.05 mg/L、0.01 mg/L 的溶液,每个浓度组分别取药液 0.3 ml 置于 48 孔培养板中,加入活尾蚴 20~50 条,解剖镜下观察尾蚴的存活状态。试验发现,尾蚴在浓度为 10 mg/L 和 5 mg/L 溶液中 1 min、在 1 mg/L 和 0.5 mg/L 溶液中 2 min 及在 0.1 mg/L 溶液中 30 min 死亡率均为 100%。在 0.05 mg/L 和 0.01 mg/L 溶液中 60 min,未见尾蚴死亡。在小鼠感染试验中,将 20 条活尾蚴移入 30 ml 水体中,用微型喷雾器均匀喷洒 1000 mg/L、100 mg/L、10 mg/L、1 mg/L、0.1 mg/L、0.01 mg/L 不同浓度氯硝柳胺溶液于水体表面,喷洒量为药液在水体扩散后使整个水体中的终浓度分别为 11.6 mg/L、1.16 mg/L、0.116 mg/L、1.16×10^{-2} mg/L、1.16×10^{-3} mg/L、1.16×10^{-4} mg/L。喷药后 10 min 采用浸尾法感染小鼠 30 min,感染 35 天后对小鼠进行解剖,观察鼠的虫负荷。研究发现,经 1000 mg/L、100 mg/L、10 mg/L、1 mg/L、0.1 mg/L 溶液作水面喷洒后,小鼠感染虫负荷显著低于对照组。上述试验说明,氯硝柳胺杀蚴的有效浓度为 0.1 mg/L。随着有效浓度的降低,其杀蚴效果逐渐减弱。当浓度<0.1 mg/L 时,对尾蚴无杀灭作用。用浓度>0.1 mg/L 氯硝柳胺悬浮剂对水体表面进行喷洒,可起到水体表面灭蚴的作用。

四、氯硝柳胺缓释球

阳桂芬等考察了氯硝柳胺缓释球杀灭血吸虫尾蚴的效果。研究者将 50%氯硝柳胺乙醇胺盐可湿性粉剂与红壤按一定比例充分混匀，加入聚乙烯醇溶液，充分搅拌。用制球机制成直径 25 mm 药球，室内晾干即为氯硝柳胺缓释球。在血吸虫病易感地带按 1 m² 投一个缓释球进行连续两年的杀尾蚴试验。结果显示，投氯硝柳胺缓释球前两年，水体小白鼠感染率均为 100.0%，平均虫荷分别为 9.39 条/鼠和 7.09 条/鼠。投氯硝柳胺缓释球后 30 天，水体小白鼠感染率分别为 4.76% 和15.63%，平均虫荷分别为 0.10 条/鼠和 0.91 条/鼠，表明氯硝柳胺缓释球能有效杀死水体中的尾蚴。该氯硝柳胺缓释球制剂价格低廉、制作简单，对人、畜与植物均无害，是值得推广使用的氯硝柳胺应用剂型。

五、锯木屑氯硝柳胺缓释剂

熊海波等为降低血吸虫病易感地带的灭螺成本，防止人群感染血吸虫病，根据血吸虫尾蚴聚集于水面的生态特点，在阳桂芬等研究的基础上研制出了锯木屑氯硝柳胺缓释剂，用于杀灭血吸虫尾蚴。研究者以锯木屑为载体，加入50%氯硝柳胺可湿性粉剂制成圆形饼状（3 cm×8 cm）漂浮型氯硝柳胺缓释剂。该种氯硝柳胺缓释剂室内观察 6 个月不崩解，可漂浮 2 个月，药物缓慢释放时间在 3 个月以上，为血吸虫病易感地带灭蚴提供了一种长效经济的灭蚴新方法。

六、氯硝柳胺展膜油剂

邢云天等考察了氯硝柳胺展膜油剂水面杀尾蚴效果。研究者将氯硝柳胺展膜油剂用乙醇稀释成有效浓度为 1.25 mg/L 和 0.62 mg/L 的溶液，各取 10 μl 溶液加入含有尾蚴的 24 孔培养板中，使各孔中氯硝柳胺浓度分别为 6.25×10^{-3} mg/L 和3.13×10^{-3} mg/L，观察不同时间尾蚴存活情况。研究发现，氯硝柳胺展膜油剂浓度为 6.25×10^{-3} mg/L 时，1 min 内尾蚴全部死亡。当浓度为 3.13×10^{-3} mg/L 时，1 min、2 min、3 min、5 min、10 min、20 min、30 min 尾蚴死亡率分别为 0、1.39%、13.89%、19.44%、43.06%、69.44%、79.17%，说明氯硝柳胺展膜油剂经稀释后，在氯硝柳胺浓度极低的情况下，即可快速杀死水面尾蚴，同时该剂型向水下扩散缓慢，水下氯硝柳胺浓度较低，在水面灭蚴的同时，对水体中其他水生动物毒性低。因此，此剂型施药简单、使用剂量小、水面滞留时间长，并具有较好的水面杀蚴作用，可用于现场水面杀蚴，阻断血吸虫病的传播。

第二节　抗肿瘤作用

氯硝柳胺是一种潜在抗肿瘤药物,其相关作用机制主要是抑制 Wnt/β-catenin、哺乳动物雷帕霉素靶蛋白 C1（mammalian target of rapamycin C1，mTORC1）、信号转导及转录激活因子 3(signal transducer and activator of transcription 3，STAT3)、核因子（nuclear factor，NF）-κB、活性氧（reactive oxygen species，ROS）和 Notch 信号通路,从而诱导细胞周期阻滞、细胞凋亡等,本节将分别对这些作用机制进行介绍。

一、氯硝柳胺与 STAT3 信号通路

STAT3 是一种存在于细胞质与酪氨酸磷酸化信号通道偶联的双功能蛋白,STAT3 过度激活将导致细胞异常增殖和凋亡障碍,促进肿瘤形成和发展,多种肿瘤细胞中 STAT3 均具有异常高表达。由于 STAT3 是一种抑制凋亡的细胞因子,如果阻断 STAT3 信号转导途径,促进细胞凋亡,将为肿瘤的治疗提供新方法。研究发现,氯硝柳胺可抑制动物体内乳腺癌移植瘤的生长,促进细胞凋亡,其抗肿瘤作用机制是抑制 STAT3 的激活和影响转录功能。

Li R 等研究了氯硝柳胺联合埃罗替尼作用于埃罗替尼耐药的非小细胞肺癌的疗效。研究发现,联合组较单药组对细胞增殖及移植瘤生长的抑制作用明显增强,埃罗替尼引起非小细胞肺癌耐药的机制是通过激活 STAT3/Bcl2/Bcl-XL 信号通路,即通过下调磷酸酶 PTPMeg2,增加 STAT3 磷酸化,从而提高 Bcl2/Bcl-XL 水平,使埃罗替尼的敏感性降低。当氯硝柳胺联合埃罗替尼时,氯硝柳胺可通过阻断埃罗替尼激活的 STAT3/Bcl2/Bcl-XL 信号通路,逆转埃罗替尼在非小细胞肺癌移植瘤和体外细胞的耐药性,使其更有效地杀伤肿瘤细胞。

此外,在各种人类肺癌细胞中,放疗诱发 JAK-2 激酶和 STAT3 的磷酸化与 Bcl2/Bcl-XL 增加有关。在放疗抵抗的细胞核中发现高水平 STAT3 积累。You S 等研究发现,氯硝柳胺是一种 STAT3 抑制剂,在放疗抵抗的肺癌细胞中可减少 STAT3 的核定位,从而发挥放疗增敏作用。

二、氯硝柳胺抑制 β-catenin 通路

Wnt/β-catenin 信号途径是由多种蛋白组成的复杂信号通路,与多种人类肿瘤

的形成关系密切。Wnt/β-catenin 信号途径异常活化是通过不同因素阻止 Wnt/β-catenin 胞内降解实现的，而 Wnt/β-catenin 在细胞质内异常积聚是 Wnt/β-catenin 信号途径活化的关键环节。Wnt/β-catenin 在调节细胞增殖和化疗耐药性中发挥重要作用。Osada T 等的研究表明，氯硝柳胺可下调细胞质中 β-catenin 表达，抑制 Wnt/β-catenin 信号通路，从而抑制结直肠癌生长和转移。Lu W 等的研究发现，氯硝柳胺可通过抑制 Wnt/β-catenin 信号诱导 LRP6 失活，从而发挥抗增殖作用，其与诱导细胞凋亡密切相关。

Chen M 发现约 80% 的结直肠癌患者 *APC* 基因突变是通过激活 Wnt/β-catenin 信号，而氯硝柳胺通过下调 Wnt 通路相关蛋白表达，尤其是 Dishevelled-2（Dvl2）表达，导致下游 β-catenin 信号减弱。同时，发现无论 *APC* 基因是否发生突变，氯硝柳胺在结直肠癌细胞甚至在结直肠癌手术切除后的转移性疾病中均发挥抗增殖作用，其作用机制是抑制 Wnt/β-catenin 通路激活，下调 Dvl2，减少下游 β-catenin 信号表达。Sack U 等研究发现氯硝柳胺可抑制 β-catenin/TCF 转录激活复合物，减少下游 S100A4 蛋白表达，发挥抗肿瘤活性。

三、氯硝柳胺与 NF-κB 信号通路

NF-κB 信号通路激活对肿瘤发生、发展起重要作用。当细胞受各种胞内外刺激后，NF-κB 抑制蛋白（inhibitor of NF-κB，IκB）激酶被激活，从而导致 IκB 磷酸化和泛素化，IκB 被降解，NF-κB 二聚体释放，NF-κB 二聚体通过各种翻译后的修饰作用被进一步激活并转移到细胞核中，在细胞核与目的基因结合，以促进目的基因转录。Jin Y 等研究发现在原始人急性髓细胞性白血病细胞中发现 NF-κB 高表达，氯硝柳胺作用于急性髓细胞性白血病细胞有明显抗增殖作用，其作用机制是抑制急性髓细胞性白血病细胞的 NF-κB 通路。氯硝柳胺通过抑制 NF-κB 转录，阻止肿瘤坏死因子导致的 IκBα 磷酸化和 p65 易位，使 NF-κB 调控的相关基因表达失活，从而发挥抗肿瘤活性。

四、氯硝柳胺与 Notch 信号通路

Notch 信号通路对细胞生长发育的影响主要是通过调控细胞分化、增殖和凋亡实现的。Notch 信号通路与其他肿瘤发生、发展的关键性通路相互作用。Notch 信号通路的活性变化与其他肿瘤的发生、发展有密切关系。Wang AM 等报道在 K562 白血病细胞中，氯硝柳胺可抑制 C 启动子结合因子-1（C promoter-binding factor-1，CBF-1）依赖性受体基因的荧光素酶活性，且其作用呈剂量和时间依赖

性。Notch 被激活后，Notch 受体通过 CBF-1 依赖性和 CBF-1 非依赖性通路调节下游靶基因。研究结果表明，氯硝柳胺的抗增殖作用是通过影响 Notch 信号通路实现的。

五、氯硝柳胺抑制 mTORC1 信号通路

哺乳动物 mTOR 是雷帕霉素发挥药理作用的结合点，可整合氨基酸、能量、生长因子所激发的信号通路，参与基因转录、蛋白质翻译、核糖体生物合成和细胞凋亡等多项细胞功能。mTOR 信号通路在调节肿瘤细胞增殖、生长、分化过程中发挥重要作用。PI3K/Akt/mTOR 是与细胞增殖和细胞凋亡关系较密切的信号转导通路之一。Balgi AD 等研究发现氯硝柳胺可增加自噬小体的形成，在细胞保持营养丰富条件下，氯硝柳胺诱导自噬和抑制 mTORC1。同时，氯硝柳胺还可抑制蛋白质泛素化，从而抑制细胞增殖和促进细胞凋亡。

六、氯硝柳胺激活 ROS 系统

随着自由基生物学研究的发展，ROS 可双向调控某些肿瘤细胞的凋亡和增殖的作用被逐渐认识，自由基与细胞信号转导之间存在内在关联。机体内自由基通过其浓度调节细胞的生死平衡，可引起细胞凋亡、坏死。放疗是临床治疗恶性肿瘤的有效方法，因为放疗可通过生成 ROS（其中过氧化氢作为另一个 ROS 生成器）引起细胞凋亡。Lee SL 等研究发现，氯硝柳胺对非小细胞肺癌细胞是一种有效的放疗增敏剂，其增强放疗的细胞毒性作用是诱导更多过氧化氢生成，氯硝柳胺预处理诱导 c-Jun 及其磷酸化，从而促进细胞凋亡，表明氯硝柳胺可能是有前途的放疗增敏剂，在肺癌中通过激活 ROS 系统影响 p38MAPK-c-Jun 轴发挥作用。

第三节　氯硝柳胺衍生物的作用及其构效关系

一、具有杀螺作用的氯硝柳胺衍生物

郭维等通过在氯硝柳胺的酚羟基上引入不同链长的聚乙二醇官能团合成了 4 种聚乙二醇基氯硝柳胺衍生物（图 7-1）。研究发现，随着聚乙二醇链长的增加，药物对钉螺离体乙酰胆碱酯酶活性的抑制作用依次减弱，其中 $n = 4.14$（PEG-200）

时，化合物对钉螺乙酰胆碱酯酶活性的抑制作用最强（$IC_{50}=1.82$ mg/ml），研究者推测可能是氯硝柳胺的母体为主要药效团，随着聚乙二醇链的延长，药效团在分子结构中所占的比例减少，导致药物活性降低。

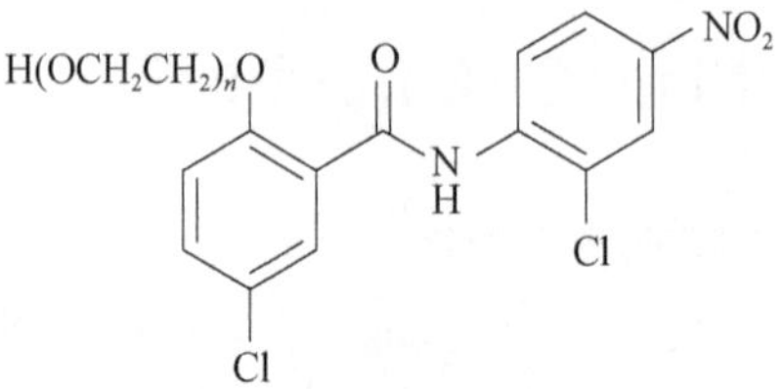

$$n = 4.14 \text{ (PEG-200)}, \quad 6.41 \text{ (PEG-300)},$$
$$8.68 \text{ (PEG-400)}, \quad 13.23 \text{ (PEG-600)}$$

图 7-1　氯硝柳胺聚乙二醇基衍生物

二、具有杀尾蚴作用的氯硝柳胺衍生物

Wu YQ 等在郭维研究的基础上，发现 $n=4.14$ 的化合物在低浓度下对日本血吸虫尾蚴（*S. japonicum* cercariae）具有较强的杀灭作用。

杨云松等为了促进氯硝柳胺的透皮吸收，设计并合成了氯硝柳胺的醚型和酯型前体药物（图 7-2）。结果显示，醚型前体药物增大了氯硝柳胺的水溶性，有效促进了药物的透皮吸收，而酯型前体药物对透皮速率无显著影响。

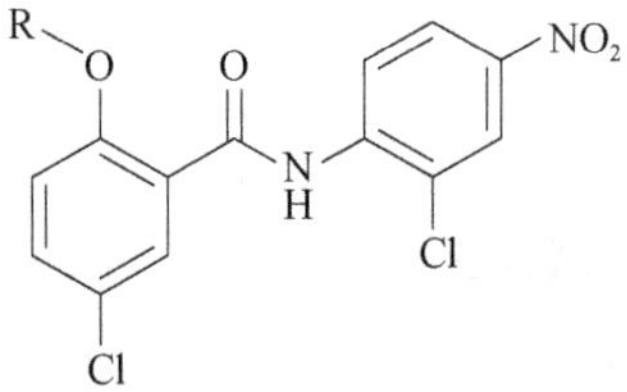

$$R = CH_2COOH, \quad CO(CH_2)_nCH_2$$
$$n = 0, \quad 1, \quad 3, \quad 5$$

图 7-2　氯硝柳胺醚型和酯型前体药物

三、具有抗肿瘤作用的氯硝柳胺衍生物

丁克等发现氯硝柳胺具有广谱抗肿瘤作用，在此基础上设计合成了一系列氯硝柳胺磷酸酯（图 7-3），发现此类化合物具有较好的水溶性，经代谢可产生氯硝柳胺原药。

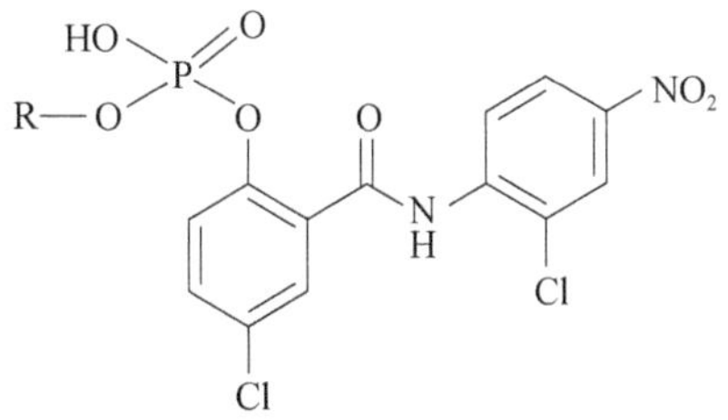

$R = CH_3$, CH_2CH_3, $CH(CH_3)_2$, $C(CH_3)$,
$CH_2CH_2CH_3$, $CH_2CH_2CH_2CH_3$, H

图 7-3 氯硝柳胺磷酸酯衍生物

陈海军等通过对氯硝柳胺的酚羟基进行结构修饰，合成了一系列氯硝柳胺醚类衍生物（图 7-4）。研究发现，当取代基为哌啶和氨乙基时，氯硝柳胺衍生物展现出与氯硝柳胺相似或更强的抑制乳腺癌和胰腺癌的能力。同时，衍生物相比于氯硝柳胺具有更好的水溶性，如氨乙基取代的氯硝柳胺衍生物，其水溶性约为氯硝柳胺的 3300 倍。此外，陈海军等还对哌啶取代的氯硝柳胺衍生物进行了还原。

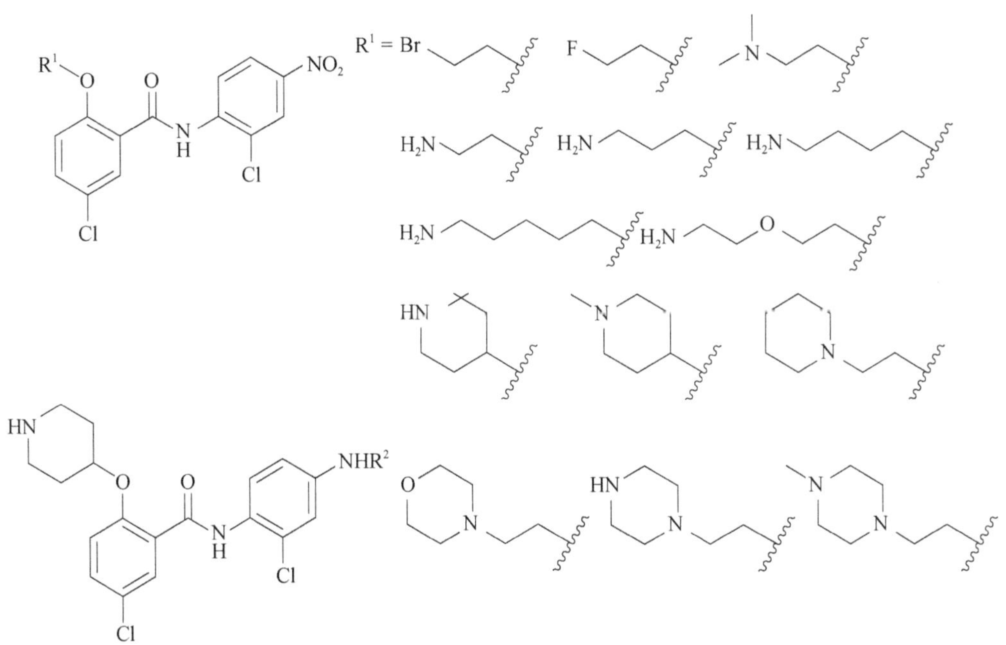

$R^2 = H$, SO_2CH_3, $COCH_3$

图 7-4 氯硝柳胺醚类衍生物

刘会财等设计合成了五个新型氯硝柳胺醚类衍生物（图 7-5），体外抗肿瘤活性结果显示含有哌啶基（X=CH₂）和哌嗪基（X=NH）的衍生物抗肿瘤活性明显强于阳性对照药吉非替尼。其中，含有哌啶基的衍生物对所测两株肿瘤株（MDA-MB-231 和 ASPC-1）的抑制活性约是阳性对照药吉非替尼的 8 倍，对 ASPC-1 细胞株的抑制活性（$IC_{50}=10.2$ μmol/L）约是氯硝柳胺（$IC_{50}=165.8$ μmol/L）的 16 倍，展现出较好的应用前景。

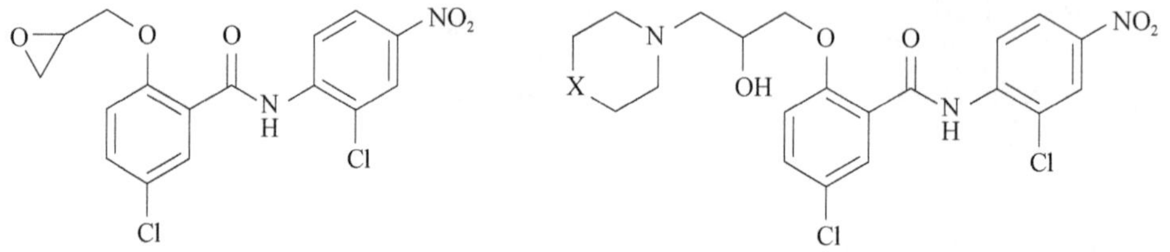

X = O，CH_2，NH，NCH_3

图 7-5　氯硝柳胺醚类衍生物

刘大伟等在氯硝柳胺的酚羟基上引入极性基团，设计并合成了氯硝柳胺的羧基醚类、酰胺烷基醚类和肟类衍生物（图 7-6）。体外细胞毒性评价显示，$n=1$ 的羧基醚类衍生物对 SGC-7901、SPCA-1 和 MCF-7 三种肿瘤细胞的抑制作用相当，$m=2$ 的酰胺烷基醚类衍生物展现出对 SGC-7901 的选择性抑制能力。

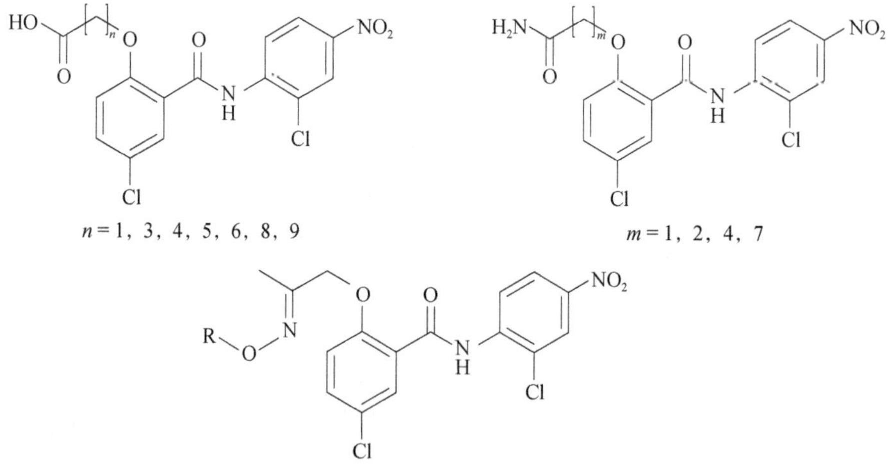

$n = 1, 3, 4, 5, 6, 8, 9$　　　　　$m = 1, 2, 4, 7$

R = H，CH_3，$NH_2CH_2CH_2$

图 7-6　氯硝柳胺的羧基醚类、酰胺烷基醚类和肟类衍生物

袁明等通过全合成的方法合成了氯硝柳胺的 O-酰基化衍生物，同时对苯环上的取代基进行了替代（图 7-7）。研究发现，当 R^1=5-Cl、R^2=2-Cl-4-NO_2 时，即苯环上取代基为氯硝柳胺原本的取代基时，化合物的抗肿瘤活性最高，对 K562、A549、A431 三种细胞株 IC_{50} 分别为 0.30 μmol/L、0.92 μmol/L、0.53 μmol/L。

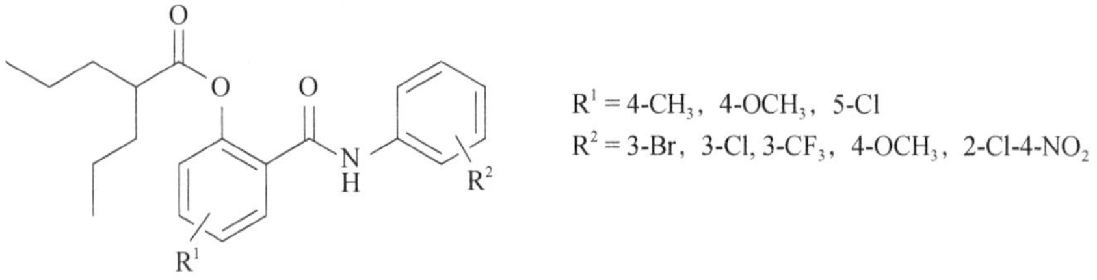
O
O
O
N
H
R^2
R^1
R^1 = 4-CH_3，4-OCH_3，5-Cl
R^2 = 3-Br，3-Cl, 3-CF_3，4-OCH_3，2-Cl-4-NO_2

图 7-7　氯硝柳胺 *O*-酰基化衍生物

Tang ZH 等对氯硝柳胺苯环上的取代基进行了替换，合成了一系列氯硝柳胺类似物（图 7-8）。研究发现，当把氯硝柳胺右侧苯环的取代基替换为 3, 5-diCF$_3$ 时，化合物对 HL-60 细胞的抑制能力最强，半数有效量（ED_{50}）达到 1.94 μmol/L。

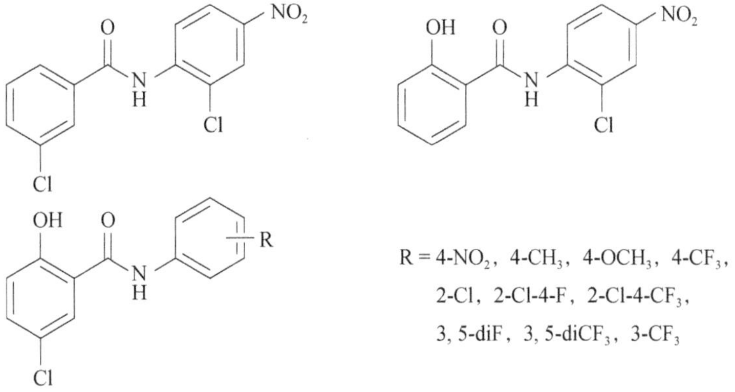
NO_2
O
N
H
Cl
Cl
OH
O
NO_2
N
H
Cl
OH
O
R
N
H
Cl
R = 4-NO_2，4-CH_3，4-OCH_3，4-CF_3，
2-Cl，2-Cl-4-F，2-Cl-4-CF_3，
3, 5-diF，3, 5-diCF_3，3-CF_3

图 7-8　Tang ZH 等合成的氯硝柳胺类似物

Robert A 等对氯硝柳胺的构效关系进行了全面探讨，合成了 36 个氯硝柳胺类似物（图 7-9），并测试了其对 Wnt 信号通路的抑制作用。研究发现，在氯硝柳胺的苯胺子结构中，4 位的硝基可被三氟甲基或氯原子替代，产生的抑制作用强弱取决于具体的取代模式。但是，如果没有苯胺子结构或将其改造为 *N*-甲基酰胺和反转的酰胺，则抑制作用丧失。此外，酚羟基酰化后的衍生物与酰化前的结构具有类似的抑制作用。

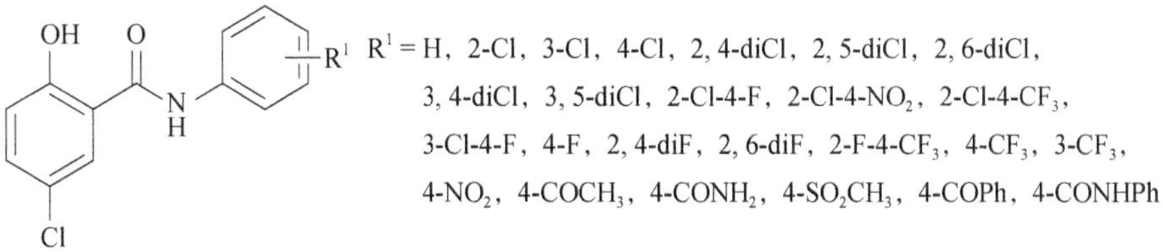
OH
O
R^1
N
H
Cl
R^1 = H，2-Cl，3-Cl，4-Cl，2, 4-diCl，2, 5-diCl，2, 6-diCl，
3, 4-diCl，3, 5-diCl，2-Cl-4-F，2-Cl-4-NO_2，2-Cl-4-CF_3，
3-Cl-4-F，4-F，2, 4-diF，2, 6-diF，2-F-4-CF_3，4-CF_3，3-CF_3，
4-NO_2，4-$COCH_3$，4-$CONH_2$，4-SO_2CH_3，4-COPh，4-CONHPh

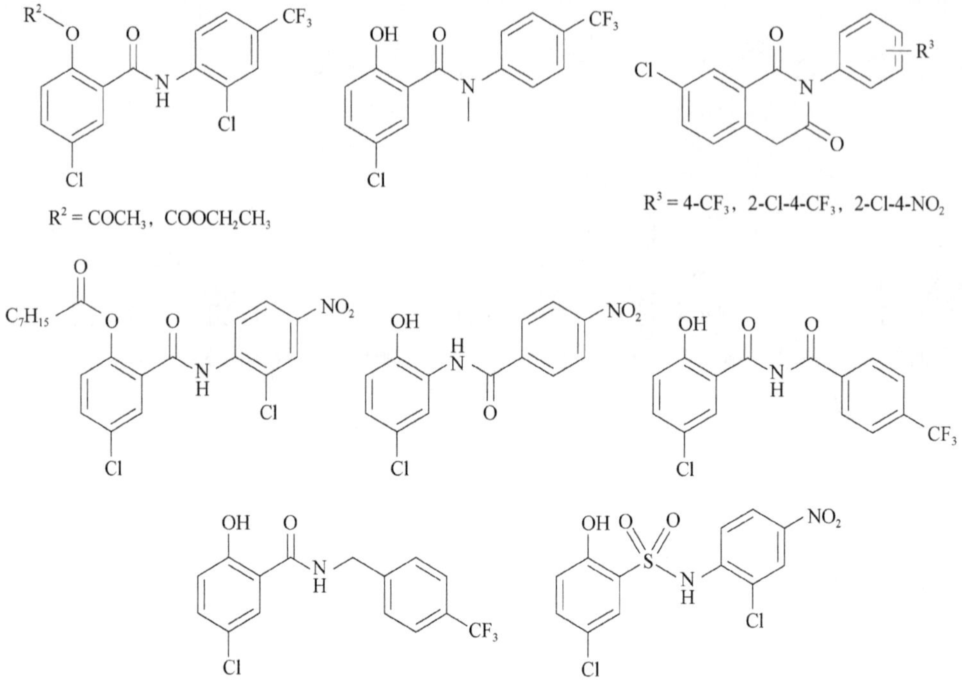

R² = COCH₃，COOCH₂CH₃

R³ = 4-CF₃，2-Cl-4-CF₃，2-Cl-4-NO₂

图 7-9　Robert A 等合成的氯硝柳胺类似物

参 考 文 献

曹奇，高智慧，洪青标，等，1999. 氯硝柳胺石膏砖控释剂灭尾蚴研究[J]. 实用寄生虫病杂志，7（4）：181-182.

郭维，吴勇权，许丽荣，等，2009. 聚乙二醇基氯硝柳胺衍生物体外抑制钉螺乙酰胆碱酯酶活性的研究[J]. 化学试剂，31（11）：907-909.

李洪军，梁幼生，戴建荣，等，2005. 氯硝柳胺悬浮剂杀灭日本血吸虫尾蚴的实验研究[J]. 中国血吸虫病防治杂志，17（6）：424-426.

刘会财，胡敏华，李家明，等，2015. 氯硝柳胺衍生物的合成及抗肿瘤活性研究[J]. 化学研究与应用，27（6）：886-890.

王敏捷，胡卫列，2017. 氯硝柳胺抗肿瘤分子机制的研究进展[J]. 现代医学，45（1）：138-143.

夏全斌，谈赔萍，高昌富，等，1998. 氯硝柳胺漂浮缓释剂灭蚴研究[J]. 中国血吸虫病防治杂志，10（6）：330-332.

邢云天，戴洋，李幼子，等，2012. 氯硝柳胺展膜油剂水面分布及杀尾蚴效果观察[J]. 中国血吸虫病防治杂志，24（4）：410-414.

熊海波，张贵新，李文锋，等，2007. 锯木屑氯硝柳胺缓释剂研制及杀血吸虫尾蚴的效果[J]. 热带医学杂志，7（8）：748-749，752.

阳桂芬，刘启立，吴昭武，等，1997. 氯硝柳胺缓释球研制与杀血吸虫尾蚴的效果观察[J]. 实用预防医学，4（3）：137-138.

杨东雁，2015. 氯硝柳胺在肿瘤治疗中机制研究进展[J]. 中华实用诊断与治疗杂志，29（6）：528-530.

杨胜喜，2014. 两类药物目标分子的合成及分析[D]. 重庆：重庆大学.

杨云松，彭红云，章国林，等，2001. 杨士林氯硝柳胺衍生物的透皮控释给药研究[J]. 应用化学，18（12）：9-12.

袁明，李家明，何广卫，等，2013. 丙戊酸水杨酰芳胺酯类化合物的设计、合成及抗肿瘤活性研究[J]. 药学学报，

48（6）：80-86.

Andrews P，Thyssen J，Lorke D，1982. The biology and toxicology of molluscicides，bayluscide[J]. Pharmacol Ther，19（2）：245-295.

Chen HJ，Yang ZD，Ding CY，et al，2013. Discovery of *O*-alkylamino tethered niclosamide derivatives as potent andorally bioavailable anticancer agents[J]. ACS Med Chem Lett，4（2）：180-185.

Karimi F，Långström B，2003. Synthesis of ^{11}C-amides using[^{11}C]carbon monoxide and *in situ* activated amines by palladium-mediated carboxaminations[J]. Org Biomol Chem，1（3）：541-546.

Mook JR，Wang J，Ren XR，et al，2015. Structure–activity studies of Wnt/β-catenin inhibition in the Niclosamide chemotype：identification of derivatives with improved drug exposure[J]. Bioorg Med Chem，23（17）：5829-5838.

Tang Z，Acuña UM，Fernandes NF，et al，2017. Structure-activity relationship of niclosamide derivatives[J]. Anticancer Res，37（6）：2839-2843.

Wu YQ，Yang TS，Li X，et al，2011. Novel derivatives of niclosamide synthesis：its bioactivity and interaction with *Schistosoma japonicum* cercariae[J]. Dyes Pigm，88（3）：326-332.